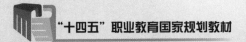

"十四五"职业教育国家规划教材

 全国高等职业院校临床医学专业第二轮教材

医学文献检索

第2版

（供临床医学、预防医学、口腔医学、护理、助产等专业用）

主 编 黄 海

副主编 刘 娜 黄先涛 易 娟

编 者 （以姓氏笔画为序）

刘 娜（辽宁医药职业学院）

许 可（山东医学高等专科学校）

严蓓蕾（江苏护理职业学院）

李 慧（江苏医药职业学院）

易 娟（长沙卫生职业学院）

黄 海（江苏医药职业学院）

黄先涛（河北北方学院附属第一医院）

中国健康传媒集团

中国医药科技出版社

内 容 提 要

本教材为"全国高等职业院校临床医学专业第二轮教材"之一，是根据全套教材编写的指导思想和要求以及医学文献检索教学大纲的基本要求和课程特点编写而成。其内容包括文献检索基础、中文文献检索、外文文献检索、其他文献检索四个模块，每个模块设定若干实际检索项目，每个项目再由若干个具体检索任务组成。

本教材突出基本知识和方法，着重介绍网络数据库和 Internet 信息检索与利用方面的知识。从实用角度出发，重点讨论常用文献资源的利用，比如中文文献数据库重点讨论 CNKI 的检索方法。另外，对文献信息的分析和利用、学术论文和综述的写作、特种文献的利用也做了详细介绍。教材内容丰富、针对性强，强调理论联系实际，具有深入浅出、简明扼要等特点。本教材为书网融合教材，即纸质教材有机融合电子教材、教学配套资源（PPT 课件、微课、视频）、题库系统、数字化教学服务（在线教学、在线作业、在线考试）。

本教材主要供高职高专临床医学、预防医学、口腔医学、护理、助产等专业师生教学使用，也可作为相关专业工作人员参考用书。

图书在版编目（CIP）数据

医学文献检索/黄海主编 . —2 版 . —北京：中国医药科技出版社，2022. 12（2024.7重印）

全国高等职业院校临床医学专业第二轮教材

ISBN 978 – 7 – 5214 – 3519 – 1

Ⅰ . ①医… Ⅱ . ①黄… Ⅲ . ①医学文献 – 信息检索 – 医学院校 – 教材 Ⅳ . ①R – 058

中国版本图书馆 CIP 数据核字（2022）第 245569 号

美术编辑 陈君杞

版式设计 友全图文

出版 **中国健康传媒集团** | 中国医药科技出版社

地址 北京市海淀区文慧园北路甲 22 号

邮编 100082

电话 发行：010 – 62227427 邮购：010 – 62236938

网址 www. cmstp. com

规格 889 × 1194mm $\frac{1}{16}$

印张 7 $\frac{1}{2}$

字数 215 千字

初版 2018 年 8 月第 1 版

版次 2022 年 12 月第 2 版

印次 2024 年 7 月第 5 次印刷

印刷 北京盛通印刷股份有限公司

经销 全国各地新华书店

书号 ISBN 978 – 7 – 5214 – 3519 – 1

定价 **39. 00 元**

获取新书信息、投稿、为图书纠错，请扫码联系我们。

为贯彻落实《国家职业教育改革实施方案》《职业教育提质培优行动计划（2020—2023年）》《关于推动现代职业教育高质量发展的意见》等有关文件精神，不断推动职业教育教学改革，对标国家健康战略、对接医药市场需求、服务健康产业转型升级，支撑高质量现代职业教育体系发展的需要，中国医药科技出版社在教育部、国家药品监督管理局的领导下，在本套教材建设指导委员会主任委员厦门医学院王斌教授，以及长春医学高等专科学校、江苏医药职业学院、江苏护理职业学院、益阳医学高等专科学校、山东医学高等专科学校、遵义医学高等专科学校、长沙卫生职业学院、重庆医药高等专科学校、重庆三峡医药高等专科学校、漯河医学高等专科学校、辽宁医药职业学院、承德护理职业学院、楚雄医药高等专科学校等副主任委员单位的指导和顶层设计下，通过走访主要院校对2018年出版的"全国高职高专院校临床医学专业'十三五'规划教材"进行了广泛征求意见，有针对性地制定了第二版教材的出版方案，旨在赋予再版教材以下特点。

1. 强化课程思政，体现立德树人

坚决把立德树人贯穿、落实到教材建设全过程的各方面、各环节。教材编写应将价值塑造、知识传授和能力培养三者融为一体，在教材专业内容中渗透我国医疗卫生事业人才培养需要的有温度、有情怀的职业素养要求，着重体现加强救死扶伤的道术、心中有爱的仁术、知识扎实的学术、本领过硬的技术、方法科学的艺术的教育，为人民培养医德高尚、医术精湛的健康守护者。

2. 体现职教精神，突出必需够用

教材编写坚持现代职教改革方向，体现高职教育特点，根据《高等职业学校专业教学标准》《职业教育专业目录（2021）》要求，以人才培养目标为依据，以岗位需求为导向，进一步优化精简内容，落实必需够用原则，以培养满足岗位需求、教学需求和社会需求的高素质技能型人才准确定位教材。

3. 坚持工学结合，注重德技并修

本套教材融入行业人员参与编写，强化以岗位需求为导向的理实教学，注重理论知识与岗位需求相结合，对接职业标准和岗位要求。在教材正文适当插入临床案例，起到边读边想、边读边悟、边读边练，做到理论与临床相关岗位相结合，强化培养学生临床思维能力和操作能力。

4. 体现行业发展，更新教材内容

教材建设要根据行业发展要求调整结构、更新内容。构建教材内容应紧密结合当前临床实际要求，注重吸收临床新技术、新方法、新材料，体现教材的先进性。体现临床程序贯穿于教学的全过程，培养学生的整体临床意识；体现国家相关执业资格考试的有关新精神、新动向和新要求；满足以学生为中心而开展的各种教学方法的需要，充分发挥学生的主观能动性。

5. 建设立体教材，丰富教学资源

依托"医药大学堂"在线学习平台搭建与教材配套的数字化资源（数字教材、教学课件、图片、视频、动画及练习题等），丰富多样化、立体化教学资源，并提升教学手段，促进师生互动，满足教学管理需要，为提高教育教学水平和质量提供支撑。

本套教材凝聚了全国高等职业院校教育工作者的集体智慧，体现了凝心聚力、精益求精的工作作风，谨此向有关单位和个人致以衷心的感谢！

尽管所有参与者尽心竭力、字斟句酌，教材仍然有进一步提升的空间，敬请广大师生提出宝贵意见，以便不断修订完善！

数字化教材编委会

主　编　黄　海
副主编　刘　娜　黄先涛　易　娟
编　者　（以姓氏笔画为序）
　　　　刘　娜（辽宁医药职业学院）
　　　　许　可（山东医学高等专科学校）
　　　　严蓓蕾（江苏护理职业学院）
　　　　李　慧（江苏医药职业学院）
　　　　易　娟（长沙卫生职业学院）
　　　　黄　海（江苏医药职业学院）
　　　　黄先涛（河北北方学院附属第一医院）

前言 PREFACE

本教材是教育部"十三五"职业教育国家规划教材《医学文献检索》的修订版。本版保留了第一版的任务驱动体例，划分了文献检索基础、中文文献检索、外文文献检索、其他文献检索四个模块，每个模块设置了相关的项目和具体任务，让学生能够在学中做、做中学，教学实践证明这种模式适应高职学生的知识能力水平，能够帮助他们更好地利用文献，开阔视野，掌握技能，所以第二版延续这种任务驱动的模式，同时在提升信息素养、加强思政元素、增加多媒体教学内容等几个方面加以改进。

提升学生信息素养表现在提升学生三个方面的能力：收集信息的能力、鉴别信息的能力和利用信息的能力。收集信息方面，考虑很多学生只会用百度，而不注意鉴别信息，查找效率低，找到的信息不准确、不专业等特点。本教材从百度入手逐步引导学生学习如何高效地利用通用搜索引擎，如何利用医学专业搜索引擎，如何鉴别网站信息的可信度，如何利用医学专业网站以及图书馆电子资源辅助专业课学习。利用信息的能力一方面体现在辅助学习上，另一方面体现在论文的阅读和写作上。高职学生对于论文写作是陌生的，对他们的要求也不高，但是打下良好的论文写作基础，了解医学论文的规范要求，对于他们现在学习和将来工作都是有益的，所以编者认为，文献检索不能为检索而检索，而应该为解决问题而检索，每次检索任务都应该解决一个问题，最后写出综述，在培养学生检索能力的同时，培养写作能力。重检索也重利用。

作为医学生，临床、检验、康复、预防等专业的学生基本都学过临床常见病及多发病的临床表现、诊断和治疗，但是都学得不够深入，医学文献检索就提供了一个很好的机会让他们能通过检索式学习重温和整理相关知识点。本课程提供的检索任务可以和他们专业课的学习内容相结合，比如"糖尿病的分型分期""肠胃炎的防治""肺炎的最新研究进展"等。大学的学习不能像中小学只限于教材，所以检索式学习能帮助他们查找和整理参考资料，更好地学习专业知识，构建终身学习能力。

医学文献检索课主要授课对象是医学类学生，本教材充分结合医学专业知识，加强"医者仁心，悬壶济世"的教育，让学生认识医学的崇高和博爱精神；也可以通过检索过程，强调医学研究的严谨和科学精神；还可以引导学生检索流行病的相关数据，了解我国公共卫生事业的快速发展等，多维度落实课程思政，增强建设中国特色社会主义的自信心。

教育信息化背景下，教材建设一定要强化信息技术的应用，一是强调理实一体化教学，各项任务的开展理论练习实际，让学生在信息高速公路上充分感受信息时代的要求；二是加强微课的设计和拍摄，让检索中可能遇到的小问题以微课的形式让学生反复观看，反复练习；三是要丰富文献信息资源的收集，除了常用的知网、万方、维普，医学类的资源网站还有腾讯医典、A＋医学百科、中华医学网等，手机端还有各种APP，比如医学图谱王、医学界等，这些资源对于学生可能更有用。

本教材共分四个模块，模块一由刘娜、许可编写；模块二由黄海、李慧编写；模块三由易娟、黄海编写；模块四由黄先涛、严蓓蕾编写。同时，本教材的编写工作得到了各位编者所在单位领导的支持，在此一并表示衷心的感谢！

由于编者水平所限，书中难免有疏漏或不妥之处，敬请读者指正，不胜感谢！

编　者
2022 年 9 月

模块一　文献检索基础

模块四 其他文献检索

模块一　文献检索基础

◎ 学习目标

　　通过本模块的学习，重点掌握信息、知识、文献的概念，文献检索的概念，检索的一般方法；熟悉获取信息的一般过程，文献检索的意义；了解文献检索的途径。

　　使学生学会自主学习，培养初步的文献检索能力和科研创新能力，同时将信息道德、信息法律法规和科学精神融入课程，全面提升学生的信息素养。

项目一　如何获取合理使用抗生素的信息

PPT

知识准备

一、信息、知识、情报、文献及其关系

信息是信息社会中的关键要素，信息、知识、情报、文献是情报学的四个基本概念。

（一）信息

　　信息的概念十分广泛，什么是信息，至今仍无确切、统一的定义，中国《情报与文献工作词汇基本术语》（GB48944-85）有关信息的定义是：信息是物质存在的一种方式，一般指数据、消息中所包含的意义，可以使消息中所描述的事件的不定性减少。信息具有信息源、中介传递物、信息接受者三个要素，其特征主要有以下几个方面。

　　1. 客观性　信息是客观存在的东西，是客观事物运动时所表现出来的特征和信号。如刮风、打雷预示着可能要下雨；学校的铃声鸣响，表示上课或下课等。

　　2. 普遍性　信息既不是物质，也不是能量，而是依附于自然界客观事物而存在的，只要有事物的存在，就存在着信息，是客观事物普遍性的表征。人类社会和自然事物到处都充满着各种各样的信息活动，信息无处不在，无时不有。

　　3. 中介性　一切信息活动都有一个过程，都必须经过一定的物质媒介进行传递。信息的传递性表现在人与人之间的消息交换，人与机器、机器与机器之间的信息交换，动物界与植物界的信息交换，同时，人类进化过程中的细胞选择，遗传也被看作是信息的传递与交换。

　　4. 增值性　信息通过人脑思维或人工技术的综合、加工和处理，不断丰富，提高其质量和利用价值。信息交换的结果是信息的增值，它与物质交换是不同的，物质交换是一种等量或等值的交换，而信

息交换是双方都增加了新信息。

5. 时效性 信息的功能、作用、效益都是随着时间的延续而改变的，这种性能即信息的时效性，一个信息如果超过了其价值的实用期就会贬值，甚至毫无用处。

6. 共享性 同一信息被多个用户使用，而信息的提供者并不因此而失去信息内容的信息量。信息的共享性可以提高信息的利用率，人们可以利用他人的研究成果进一步创造，避免重复研究，能节约资源。

（二）知识

关于知识的定义，《现代汉语词典》中解释是：人们在改造世界的实践中所获得的认识和经验的总和。知识是人类对自然界、人类社会中各种现象、规律的信息反映进行思维分析，加工提炼，经过系统化、理论化的过程，也就是人的大脑通过思维重新组合的系统化的信息集合。

知识是一种特定的人类信息，它是对信息进行提炼和深化的结果。知识经过不断提炼和深化，形成较为完整的科学知识体系。例如，根据某一症状、体征断为某一疾病，这种症状和体征是该疾病信息的反映，该疾病是症状和体征的信息升华，这种信息升华就是疾病的诊断知识。其特征主要有以下几个方面。

1. 实践性 知识来源于实践，又指导实践。任何知识都离不开人类的直接实践活动，即使从书本上获得的知识，也是前人实践的总结。

2. 继承性 任何知识，既是实践经验的总结，又是前人知识的继承和发展。知识是一种实践－认识－再实践－再认识，以至循环无穷的发展过程。

3. 科学性 知识的本质就是对客观事物运动规律的科学概括。离开了对事物运动规律认识的科学是一种伪科学，不能称其为知识；对事物运动规律掌握得不够的认识过程，是知识不断完善、不断更新的过程。

（三）情报

情报是指被传递的知识或事实，是知识的激活，是运用一定的媒体或载体，越过空间和时间传递给特定的用户，解决科研、生产中具体问题所需要的特定知识和信息。其特征主要有以下几个方面。

1. 知识性 情报的本质就是知识，但不是所有的知识都是情报，只有经过筛选、加工成为用户所需要的知识才能称为情报。

2. 传递性 情报必须进行传递交流，不能传递的情报，便不成为情报。情报的传递性质，包含两个方面的内容：一方面是它必须通过一定的物质形式进行传递；另一方面是获得情报必须经过传递。情报工作之所以能进行，就是利用了情报可以传递的性质特征。随着科学技术的发展，传递情报的手段和渠道也在不断改进，例如从口传、手传、邮件、电话和电报传递，到用电子计算机进行传递。

3. 针对性 是指情报是要针对性地解决某一特定的问题，这就要求情报具有时效性，如果失去了时效性就不能针对性地解决某一特定的问题，那么，这种陈旧的知识也就不能被称为情报。随着历史、社会及科学技术的不断发展，情报已转化为人们获取知识、信息的一种重要手段。

（四）文献

文献是记录有知识的一切载体。文献不仅包括各种图书和期刊，也包括会议文献、科技报告、专利文献、学位论文、科技档案等各种类型的出版物，还包括用声音、图像及其他手段记录知识的出版物。

文献由记录知识信息的核心内容、物质载体、记录手段、呈现形态四个要素组成。用于记录知识信息的载体，如骨头、竹简、缣帛、纸、胶卷、光盘等，它们是文献的外在形态，是保存文献、传播文献的物质基础。文献和文献载体，二者是密不可分、相辅相成的。文献载体伴随着科学技术的发展而发展，同时它们所记载的文献又促进了科技的发展。

（五）四者之间的关系

由图1-1可见，知识是信息中的一部分，情报和文献是知识中的一部分，文献是知识的一种载体。

文献不仅是情报传递的主要物质形式，也是吸收利用情报的主要手段。知识和信息是文献的实质内容。了解信息里包含的知识是人们利用信息的主要目的。文献与信息、知识和情报之间有密切的联系。信息、知识、情报必须固定在一定的载体上，形成文献后才能长期进行传递，文献是信息、知识和情报存储、传递和利用的重要形式。因此，文献检索有时又称为情报检索、知识检索或信息检索。

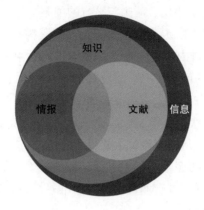

图 1-1　信息、知识、情报、文献关系图

二、文献信息检索

文献信息检索，常简称信息检索，是获取知识、信息的基本手段。如何有效、快速、准确地在信息海洋中找到人们所需要的信息，使之成为重要资源，已是信息时代人们的重要需求，因而，信息检索技术在信息社会中将发挥越来越重要的作用。

（一）文献信息检索的含义

文献检索是指根据学习和工作的需要获取信息的过程。随着现代网络技术的发展，信息检索更多是通过计算机技术来完成。

文献检索有广义和狭义的之分。广义的信息检索全称为"文献信息存储与检索"，是指将文献按一定的方式组织和存储起来，并根据用户的需要找出有关信息的过程。狭义的文献检索为"文献存储与检索"的后半部分，通常称为"文献查找"或"文献搜索"，是指从文献信息集合中找出用户所需要的有关文献信息的过程。狭义的文献检索包括三个方面的含义：了解用户的文献信息需求、文献信息检索的技术或方法、满足文献信息用户的需求。

文献的存储是实现文献检索的基础。这里要存储的文献不仅包括原始文档数据，还包括图片、视频和音频等，首先要将这些原始文献进行计算机语言的转换，并将其存储在数据库中，否则无法进行机器识别。待用户根据意图输入查询请求后，检索系统根据用户的查询请求在数据库中搜索与查询相关的信息，通过一定的匹配机制计算出文献的相似度大小，并按从大到小的顺序将文献转换输出。

（二）文献检索的意义

文献检索能使现有文献资源得到有效利用，是实现文献信息资源最大价值的有效手段。是获取新知识的捷径，节省研究人员的时间。全面地掌握有关的必要信息，有助于增强决策的科学性。是促进社会的进步和经济的发展重要方法，是提高科研人员信息素养的有效途径。

（三）文献检索的途径

文献检索途径是指文献检索的入口和路径。根据信息、文献的特征，可以从不同角度和检索点进行检索。各类检索工具或文献数据库通常包括以下各种检索途径。

1. 著者途径　许多检索系统备有著者索引、机构（机构著者或著者所在机构）索引，专利文献检索系统有专利权人索引，利用这些索引从著者、编者、译者、专利权人的姓名或机关团体名称字顺进行检索的途径统称为著者途径。

2. 题名途径 一些检索系统中提供按题名字顺检索的途径，如书名目录和刊名目录。

3. 分类途径 按学科分类体系来检索文献。这一途径是以知识体系为中心分类排检的，因此，比较能体现学科系统性，反映学科与事物的隶属、派生与平行的关系，便于我们从学科所属范围来查找文献资料，并且可以起到"触类旁通"的作用。从分类途经检索文献资料，主要是利用分类目录和分类索引。

4. 主题途径 通过反映文献资料内容的主题词来检索文献。由于主题法能集中反映一个主题的各方面文献资料，因而便于读者对某一问题、某一事物和对象作全面系统的专题性研究。我们通过主题目录或索引，即可查到同一主题的各方面文献资料。

5. 引文途径 文献所附参考文献或引用文献，是文献的外表特征之一。利用这种引文而编制的索引系统，称为引文索引系统，它提供从被引论文去检索引用论文的一种途径，称为引文途径。

6. 序号途径 有些文献有特定的序号，如专利号、报告号、合同号、标准号、国际标准书号和刊号等。文献序号对于识别一定的文献，具有明确、简短、唯一性特点。依此编成的各种序号索引可以提供按序号自身顺序检索文献信息的途径。

7. 代码途径 利用事物的某种代码编成的索引，如分子式索引、环系索引等，可以从特定代码顺序进行检索。

8. 专门项目途径 从文献信息所包含的或有关的名词术语、地名、人名、机构名、商品名、生物属名、年代等的特定顺序进行检索，可以解决某些特别的问题。

三、计算机文献检索

计算机文献检索是以计算机技术为手段，通过光盘、互联网和云存储等现代检索方式进行文献检索的方法。与手工检索相比，计算机文献检索具有信息量大、速度快、检索形式灵活等的特点。与手工检索一样，计算机文献检索应作为未来科技人员的一项基本功，这一能力的训练和培养对科技人员适应未来社会和跨世纪科研都极其重要，一个善于从电子信息系统中获取文献的科研人员，必定比不具备这一能力的人有更多的成功机会。有媒体将交互网络检索专家作为未来十大热门职业之一，这些情况都说明了计算机文献检索越来越重要，故值得大家对这一技术予以重视。

（一）布尔逻辑检索

布尔逻辑检索是信息检索中最常用的匹配运算模式，几乎所有的数据库和其他网络信息检索系统都支持布尔逻辑检索，它能用来组合检索词或检索式，进行检索语言或代码的逻辑组配，达到扩大或缩小检索范围，提高检索效果的目的。常用的布尔逻辑运算符包括：逻辑"与"、逻辑"或"和逻辑"非"三种。

1. 逻辑"与" 用 AND 表示，用于检索词具有概念交叉或限定关系的一种组配。用逻辑"与"连接的两个检索词必须同时出现在检索结果中才满足检索条件，常用来缩小检索范围，提高查准率。如检索词 A 与检索词 B 表达逻辑"与"，其检索式为：A AND B，表示需要检索数据库记录中同时包含检索词 A 和检索词 B 的信息。

例如，肺炎 AND 中医药疗法，将检索出同时包含肺炎的中医药疗法的文献。

2. 逻辑"或" 用 OR 表示，用于检索词具有概念并列关系的一种组配。逻辑"或"连接的两个检索词中任意一个出现在检索结果中就满足条件，常用来扩大检索范围，提高查全率。如检索词 A 与检索词 B 表达逻辑"或"，检索式为：A OR B，表示需要检索数据库记录中凡含有检索词 A 或者检索词 B，或同时含有检索词 A 和检索词 B 的信息。

例如，维生素 C OR 抗坏血酸，将检索出含有维生素 C 或抗坏血酸，或者是同时含有维生素 C 和抗坏血酸的文献。

3. 逻辑"非" 用 NOT 表示，用于检索词具有不包含某种概念关系的一种组配。逻辑"非"连接的两个检索词种，应从检出的第一个概念的信息集合中排除第二个概念的信息，一般用来缩小检索范围，增强专指性。如检索词 A 与检索词 B 表达逻辑"非"，其检索式为：A NOT B，表示需要检索数据库记录中含有检索词 A 但不包含检索词 B 的文献，即将含检索词 A 又含检索词 B 的记录排除在检索结果外。例如，甲型肝炎病毒 NOT 人类，将检索出含有甲型肝炎病毒不包含人类的文献。

布尔逻辑运算符的使用在三种布尔逻辑运算符中，通常情况下，NOT 优先运算，AND 其次运算，OR 最后运算，如果想要改变运算次序，用括号来表示括号内的运算符优先顺序。但在有的信息检索系统中，是按照先运算的先输入这一规则来体现布尔逻辑算符的运算次序的。通常，检索系统的"帮助"文件中会有说明，请注意查看。在外文信息检索系统中，通常采用大写的运算符 AND、OR 和 NOT，且运算符前后须留有空格。

（二）位置检索

为了提高信息资源的查准率，不仅要求两个或多个检索词同时出现在同一记录中，而且还要求检索词出现在同一字段或同一句话中，两个检索词紧挨着或者检索词之间允许插入若干个词，这就涉及检索的位置运算。位置检索，又称邻近检索，能表示检索词之间的相邻位置关系。位置检索因信息检索系统不同而形式各异，常见的位置检索有 With，Near，NearN 等。

1. With 同字段位置限定符，表示检索词存在于同一数据库记录的同一字段，如同时出现于文献题名或同时出现于文摘中等，词序可以调整。

例如，infantile With eczema 可检出该两词同时存在于题名中或同时存在于文摘中的文献。

2. Near 相邻位置检索符，表示检索词存在于一个数据库记录的同一字段的同一句子中，所连接的两个概念距离一般较近，词序可以调整。

例如，tongue Near base 可检索出含 tongue base 和 base of tongue 的文献。

3. Near N Near N 表示 Near 后加正整数，在检索词之间允许插入几个其他词。

例如，sputum Near2 cells 可检出含有 sputum cells，cells of sputum，cells of sputum 和 cells of green sputum 的文献。

（三）截词检索

在有些信息检索系统的自由词检索中，截词可将检索词从某处截断，用符号代检索词中部分字母。截词检索则为用截断的词的一个局部进行检索，有助于检索有共同词干的词汇，既可以防止漏检，又可以提高检索效率。

截词的方法很多，根据截词的位置不同，可分为前截断、后截断、中间截断三种形式。在各个不同的信息检索系统中所使用的截断符号不相同。在 MEDLINE/PubMed 检索系统中，截词符号采用有限截词符"＊"和无限截词符"?"表示。

1. 前截断 即将截词符号放在一个字符串的前方，以表示被检索内容后方一致的一种检索方法。例如，＊physics 可以检索出 physics、astrophysics、biophysics、chemophysics、geophysics 等词的结果。

2. 后截断 将截词符号放在一个字符串的后方，以表示被检索内容前方一致的一种检索方法。后截断是最常用的截词检索，又分为有限截断和无限截断。有限截断，在词干后加几个"?"，即允许词干后最多可添加几个字符。例如血? 动力学，可以检索出血液动力学和血流动力学；child???? 可以检索出 child，children，childhood。无限截断，在一个词干后用"＊"，即可以将含有该词干的所有词全部检索出来，例如，child＊可检出 child，childe，childly，childing，childish，childing，children 等。这种截断法，截断位置必须选择适当，否则会检索出大量无关的文献。

3. 中间截断 是将截词符号放在一个检索词的中间，以表示被检索的词前后字符一致。这种方法多用于英语中同一单词的英美不同，或者有些词在某个元音位置上出现单复数的不同拼写。例如，tumo？r 可检索出含有 tumor 和 tumour 的文献。

（四）字段限定检索

字段限定检索是指限定检索词在数据库记录中的一个或几个字段范围内查找的一种检索方法。用于限定提问关键词在数据库记录中出现的区域，控制检索结果的相关性，增强检索效果。被指定的字段也称检索入口，检索时，系统只对指定字段进行匹配运算，提高了检索效率和查准率。

字段限定检索的操作形式有两种：一是在字段下拉菜单中选择字段后输入检索词；二是直接输入字段名称和检索词，例如，aspirin in title，或者 aspirin［ti］，表示检索在题名字段中含有 aspirin 的文献；cardiff rd［au］，表示检索著者 Cardiff RD 发表的文献。

网络检索系统也有类似于字段限定的检索，如格式是"关键词 site：站点域名"或"site：站点域名关键词"，表示搜索局限于某个具体的网域、网站。例如，专升本 site：edu，表示搜索在教育网站上出现的"专升本"信息；inurl：mp3 王菲，表示"王菲"可以出现在网页的任何位置，而"mp3"则必须出现在网页的 URL 中；intitle：中医文化，表示在网页标题中搜索包含"中医文化"的网页。

（五）加权检索

加权检索是指检索者在构造检索式时，根据对检索需求的理解，对每一个检索词赋予一个数值（权重），表示其在本次检索中的重要程度。检索时先判断检索词在文献记录中是否存在，然后计算存在检索的权值总和，通过与预先给定的阈值进行比价，权值之和达到或超过阈值的记录即为命中记录，命中记录按权值总和从大到小排列输出。

例如，以"医药信息检索"为检索课题，给检索词"医药""信息""检索"分别赋予权值 40、40、20。检索时输入"医药/40＊信息/40＊检索/20"，则依据所含关键词的权重检索出相应记录，按权值递减排列如下：

$100 = 40 + 40 + 20$	医药信息检索
$80 = 40 + 40$	医药信息
$60 = 40 + 20$	医药检索

若规定权值大于或等于 80 的为命中文献（80 位阈值），则只有关于医药信息检索和医药信息的文献是命中文献。

任务一　获取"合理使用抗生素"的信息

一、任务描述

通过上面"知识准备"环节的介绍，大家应该对信息、知识、情报、文献及其关系有了初步的了解。本任务要求大家通过搜索引擎（百度、搜狗、360 搜索等）了解获取信息的常用方法。下面的操作以百度为例。

二、操作步骤

1. 打开浏览器，在地址栏输入"www. baidu. com"，进入百度主页。

2. 在百度页面的搜索框输入：合理使用抗生素。

3. 点击"百度一下"，获得搜索结果。

4. 选择你认为有用的条目，就能看到关于"合理使用抗生素"的各种描述。

5. 整理一下，我们就可以了解合理使用抗生素的基本原则，避免滥用抗生素。

6. 除了利用网络搜索引擎，大家可以发现还有网络、电视、书籍、报纸、杂志、医药从业人员、医药网站等各种方法可以获取相关信息。

任务二　搜索关于合理用药的书籍

一、任务描述

通过任务一，我们知道获取"合理使用抗生素"的信息的途径有很多。现在请同学们去图书馆查找一本名为《合理用药》的书籍，然后再使用网络搜索引擎查找《合理用药》的电子书或相关文档。比较载体的异同，以及不同的查找方法。

二、操作步骤

1. 利用图书馆的索引，找到《合理用药》的分类号，通过分类号找到该书所在的书架及其位置，通过借阅途径获取该书。

2. 在百度页面的搜索框输入："合理用药"。点击"百度一下"，获得搜索结果，在搜索结果条目中查看所需的合理用药资料。再试试输入"合理用药电子书"或者"合理用药 txt"呢？

3. 小结一下，我们会发现从图书馆获取书籍和通过网络搜索获得资料，检索方法是不一样的。同样使用网络搜索，输入的关键词不同，搜索到的内容也是不同的。

 知识链接

文献的类型

文献按照载体分为印刷型、缩微型、机读型和声像型。

印刷型：是文献的最基本方式，包括铅印、油印、胶印、石印等各种资料。优点是可直接、方便地阅读。

缩微型：是以感光材料为载体的文献，又可分为缩微胶卷和缩微平片，优点是体积小、便于保存、转移和传递。但阅读时须用阅读器。

计算机阅读型：是一种最新形式的载体。它主要通过编码和程序设计，把文献变成符号和机器语言，输入计算机，存储在磁带或磁盘上，阅读时，再由计算机输出，它能存储大量情报，可按任何形式组织这些情报，并能以极快的速度从中取出所需的情报。出现的电子图书即属于这种类型。

声像型：又称直感型或视听型，是以声音和图像形式记录在载体上的文献，如唱片、录音带、录像带、科技电影、幻灯片等。

根据不同出版形式及内容，可以分为：图书、连续性出版物、特种文献。

图书：凡篇幅达到48页以上并构成一个书目单元的文献称为图书。

连续性出版物：包含期刊（其中含有核心期刊）、报纸、年度出版物。

特种文献：专利文献、标准文献、学位论文、科技报告、会议文献、政府出版物、档案资料、产品资料。

任务三　讨论信息检索的方法

一、任务描述

获取信息的方法虽然有很多种，但是随着互联网的兴起，人们越来越依赖方便快捷的网络信息检索。本任务要求大家通过网络搜索了解信息检索的方法。

二、操作步骤

1. 通过搜索引擎搜索"检索的方法"。
2. 浏览相关文档，分小组总结讨论检索方法有哪些。

 知识链接

信息检索的主要方法

1. 直接检索法：是指通过浏览、查阅文献原文而获取所需文献信息的方法。
2. 间接检索法：是借助检索工具查获所需文献的方法，包括顺查法、倒查法和抽查法。
3. 追溯检索法：也叫扩展法、追踪法。不是利用确定的检索工具，而是利用已知文献的某种指引，如文献附的参考文献、有关注释、辅助索引、附录等，追踪查找文献。

任务四　检索"合理使用抗生素"的一般过程

一、任务描述

获取信息的最终目的是通过对所得信息的整理、分析、归纳和总结，根据自己学习、研究过程中的思考和思路，将各种信息进行重组，创造出新的知识和信息，从而达到信息激活和增值的目的。本任务是通过检索如何"合理使用抗生素"相关信息，掌握利用计算机信息检索技术帮我们快速有效地找出我们所需要的信息的方法，掌握信息检索一般过程。

 知识链接

查全率和查准率

查全率和查准率是检索效果评价的主要指标。

查全率：是衡量某一检索系统从文献集合中检出相关文献成功度的一项指标，即检出的相关文献与全部相关文献的百分比。查全率绝对值很难计算，只能根据数据库内容、数量来估算。

$$查全率 ＝（检索出的相关信息量 / 文献集合中相关信息总量）×100\%$$

查准率：是衡量某一检索系统的信号噪声比的一种指标，即检出的相关文献与检出的全部文献的百分比。

$$查准率 ＝（检索出的相关信息量 / 检索出的信息总量）×100\%$$

二、操作步骤

1. 分析研究课题，确定检索范围。合理使用抗生素，属于临床用药方面的知识，抗生素的种类繁多，本任务主要检索合理用药的相关原则和方法。

2. 选择检索工具，确定检索方法。根据需求，如果只是想粗略了解合理使用抗生素的信息，我们可以选择百度等通用网络搜索引擎来搜索。如果想获取更加专业的文章，也可以使用如 CNKI 等的工具来获得合理使用抗生素的信息。检索方法可以采用最简单的直接检索法。

3. 确定检索途径，构造检索式。本任务可以通过主题检索，检索式可以输入"抗生素＋合理用药"。

4. 评估检索结果，调整检索策略。观察初步的检索结果，看是否达到预期的检索目标。如果没有，则要调整检索策略，重新构建检索式，或者更换检索途径。也可以重新选择检索工具和检索方法，直至获取满意的检索结果。

5. 索取原始文献。索取原始文献是检索文献的最后一步。根据检索到的文献信息，了解文献收藏情况，一般由近及远，充分利用本单位本系统的收藏，就近借阅。如果有电子化的全文文档，则可以通过相关系统下载查阅。

 素质提升

信息培养

信息培养一词由美国信息产业协会主席 Pau.lZurkowski 于 1974 年率先提出，并解释为：利用大量的信息工具及主要信息源使问题得到解答的技能。信息素养概念一经提出，便得到广泛传播和使用。我国党中央、国务院对青少年信息素养教育给予高度重视，1999 年 6 月 13 日，做出《关于深化教育改革全面推进素质教育的决定》指出："知识经济已见端倪，国力竞争日趋激烈"，要"重视培养学生收集处理信息的能力，获取新知识的能力"。

本课程围绕"立德树人"的根本任务，基于医药卫生专业培养的专业目标，以培养提高学生信息素养为目标设计课程结构和内容，采用层层递进的项目任务形式，讲做结合，由浅入深，介绍了医学文献检索的基本概念和基本方法。希望同学们能通过本课程的学习，掌握获取医学信息的一般方法，辅助专业课程的学习，提升自身的信息素养。

项目二 网络信息资源和数字图书馆

PPT

一、简介

网络信息资源是指以电子资源数据的形式，将文字、图像、声音、动画等多种形式的信息储存在光、磁等非印刷质的介质中，利用计算机通过网络进行发布、传递、储存的各类信息资源的总和。

网络信息资源由传统的纸张文字变为磁性介质上的电磁信号或者光介质上的光信息，使得信息的存储、传递和查询更加方便，而且所存储的信息密度高、容量大，可以无损耗地被重复使用。因此，网络信息资源具有存储方便、共享程度高、变现形式多样的优点。但同时，因网络的共享性与开放性，使得人人都可以在互联网上索取和存放信息，由于没有质量控制和管理机制，这些信息没有经过严格编辑和整理，信息质量良莠不齐，各种不良和无用的信息大量充斥在网络上，形成了一个纷繁复杂的信息世界，给用户选择、利用网络信息带来了障碍。因此，当代大学生应当具备良好的信息知识与技能，能够在大量无序的信息中辨别出自己所需的信息，并能根据所掌握的信息知识、信息技能和信息检索工具，迅速有效地获取、利用信息，并创造出新信息。

下面我们从大家都会用的搜索引擎说起，采用"剥洋葱"的方式，层层深入学习如何利用各种网络信息资源。

二、搜索引擎

所谓搜索引擎，就是根据用户需求与一定算法，运用特定策略从互联网检索出指定信息反馈给用户的一门检索技术。搜索引擎依托于多种技术，如网络爬虫技术、检索排序技术、网页处理技术、大数据处理技术、自然语言处理技术等，为信息检索用户提供快速、高相关性的信息服务。搜索引擎已经成为网民获取信息的最重要的通道，比较常用的搜索引擎主要包括百度、必应、搜狗搜索、360 搜索等。前面我们已经应用搜索引擎搜索过一些相关信息了。现在我们来比较深入地了解各个搜索引擎，以期更加有效地利用它们。

（一）百度（https：//www.baidu.com）

百度搜索作为全球领先的中文搜索引擎，每天响应来自 100 余个国家和地区的数十亿次搜索请求，是网民获取中文信息的最主要入口（图 2 -1）。

百度目前提供网页搜索、MP3 搜索、图片搜索、新闻搜索、百度贴吧、百度知道、搜索风云榜、硬盘搜索、百度百科等主要产品和服务，同时也提供多项满足用户更加细分需求的搜索服务，如地图搜索、地区搜索、国学搜索、黄页搜索、文档搜索、邮编搜索、政府网站搜索、教育网站搜索、邮件新闻订阅、WAP 贴吧、手机搜索等服务。

图 2 -1　百度搜索界面

（二）必应（Bing）（https：//cn. bing. com）

必应（Bing）是微软公司推出的搜索引擎服务，分为国内版和国际版两种搜索模式（图2－2）国内版除了和全球同步推出的搜索首页图片设计、崭新的搜索结果导航模式，创新的分类搜索和相关搜索用户体验模式，视频搜索结果无需点击直接预览播放，图片搜索结果无需翻页等功能外，必应搜索还推出了专门针对中国用户需求而设计的必应地图搜索和公交换乘查询功能。而必应国际版凭借先进的搜索技术，以及多年服务于英语用户的丰富经验，可以更好地满足中国用户对全球搜索，特别是英文搜索的刚性需求，实现稳定、愉悦、安全的用户体验。

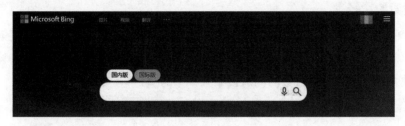

图2－2　必应（Bing）搜索界面

（三）搜狗搜索（https：//www. sogou. com）

搜狗搜索是搜狗公司于2004年推出的全球首个第三代互动式中文搜索引擎，是中国第二大搜索引擎（图2－3）搜狗搜索以"自然交互＋知识计算"作为长期核心战略，用人工智能技术创新帮助搜狗搜索升级产品，拓展使用场景。

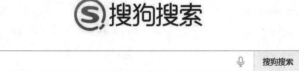

图2－3　搜狗搜索界面

（四）360搜索（https：//www. so. com）

360搜索属于全文搜索引擎，是目前广泛应用的主流搜索引擎（图2－4），主要包括新闻、网页、问答、视频、图片、音乐、地图、百科、良医、购物、软件、手机等应用。

360搜索采用第三代搜索技术"PeopleRank"，将网民对于网站的评价和看法融入网站的权重中，给使用者一个更真实的搜索结果。同时，通过这种方式也会给使用者更好的检索参考，因为过往搜索结果中的标题和摘要并不能真实反映出搜索结果的质量，而加入网民评价，可以使搜索结果的质量考察更加全面。

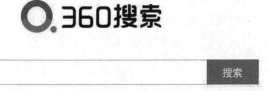

图2－4　360搜索界面

三、搜索引擎高级搜索

高级搜索是一种网页搜索方式。普通的搜索引擎搜索方式是使用者在搜索框内输入想要查询的内容，搜索引擎通过使用者输入的信息从索引区抓取索引对应的网页，并将抓取到的网页进行筛选处理，最后通过一系列算法，将搜索出的信息排序展现给使用者。而高级搜索是通过输入一些指令，使得搜索引擎在筛选和排序网页时按照使用者的想法进行排序。正确使用搜索引擎的高级搜索技巧，可以有效提高网络信息检索的效率。

（一）高级搜索的途径

实现高级搜索的途径有2种：一种是在普通搜索页面输入高级检索操作符，对搜索范围和结果进行限定（图2-5）。上面介绍的几个搜索引擎，操作符基本类似，也有一些小差异，具体请查阅相关网站说明。另一种是进入部分搜索引擎自带的高级搜索页面（图2-6）。

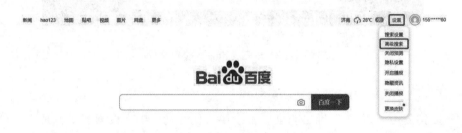

图 2 - 5　百度搜索高级搜索界面 1

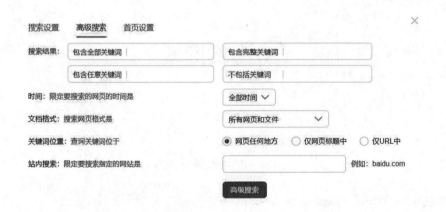

图 2 - 6　百度搜索高级搜索界面 2

（二）高级搜索基本操作符

1. 用空格表示逻辑"与"操作。
2. 用大写的"OR"表示逻辑"或"操作。
3. 用减号"－"表示逻辑"非"操作。
4. 用加号"＋"将某禁用词进行强制搜索。
5. 用填空符"＊"来替代任何内容，既可以是短语一部分也可以是单词的一部分

注："＋"和"－"号，是英文字符，而不是中文字符的"＋"和"－"；"与"操作必须用大写的"OR"不能用"or"。

（三）常用高级搜索语法

1. 精准匹配："关键词"或《关键词》　　在使用网络搜索引擎时，如果输入的关键词较长，搜索引

擎在经过分析后，给出的搜索结果中的关键词有可能会经过拆分。英文双引号命令代表完全匹配搜索，即精准匹配。在关键词前后加上英文双引号可使搜索引擎对关键词不进行拆分检索。

书名号是百度独有的一个高级搜索语法。在百度搜索中，加上书名号的关键词，有两层特殊功能，一是书名号会出现在搜索结果中，用于搜索书籍或影视作品；二是被书名号括起来的关键词，不会被拆分检索。

例如，在百度搜索的搜索栏输入《盐酸左西替利嗪片的功效与作用说明》或"盐酸左西替利嗪片的功效与作用说明"，可更加完整且精准地搜索出以"盐酸左西替利嗪片的功效与作用说明"为关键词的网络信息，检索结果见图2-7。

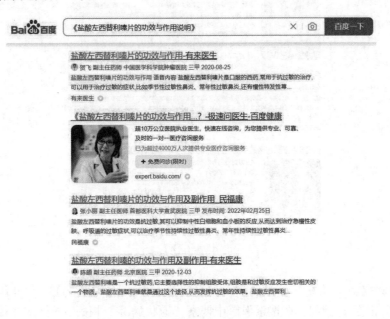

图2-7　精准匹配检索结果

2. 特定网站搜索：关键词 site：特定网站　　例如，在搜索引擎的搜索栏输入：高血压 site：dayi. org. cn 即可搜索出中国医药信息查询平台（网址：https：//www. dayi. org. cn/）网站内有关"高血压"的相关信息（图2-8）。此处"site："后面跟的站点域名，不带"https：//"。

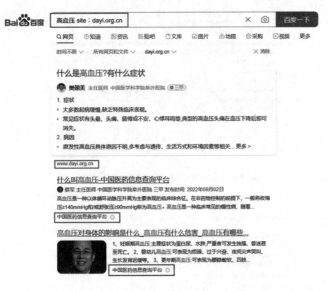

图2-8　特定网站搜索检索结果

3. 标题搜索：intitle：关键词 网页标题通常是对网页内容提纲挈领式的归纳。把查询内容范围限定在网页标题中，有时能获得良好的效果。在关键词前加"intitle："，即可搜索出标题包含该关键词的网页。例如，在搜索栏输入"intitle：新型冠状病毒疫苗"，即可搜索出标题含有"新型冠状病毒疫苗"的网络信息，检索结果见图2-9。

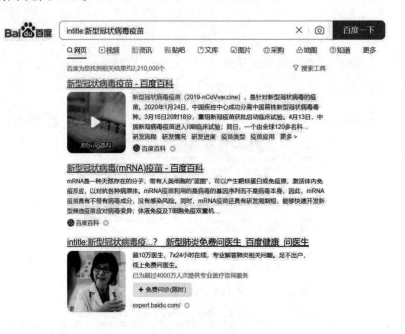

图2-9 标题搜索检索结果

4. 文件检索：关键词 filetype：文件格式 搜索网络上指定格式的文件时，可在关键词后空格输入"filetype：指定文件格式"，例如，在搜索引擎中搜索"冠状病毒"相关pdf格式文件时，可在搜索栏输入"冠状病毒 filetype：pdf"，即可搜索出与关键词"冠状病毒"相关的pdf格式文件，检索结果见图2-10。

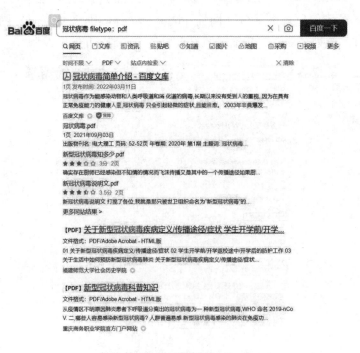

图2-10 文件搜索检索结果

5. 搜索结果中不含特定关键词　在使用搜索引擎时，通过删除一些关键词可使得搜索结果更加精准。例如搜索不包含"医养结合模式"的康复医院，结合双引号命令，可以输入"康复医院 - 医养结合"进行搜索，检索结果见图 2 - 11。

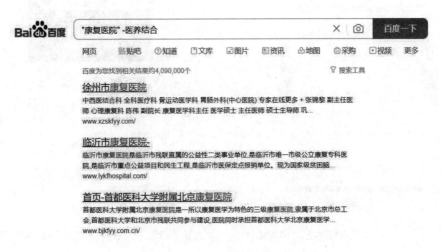

图 2 - 11　不含特定关键词检索结果

四、数字图书馆

随着信息技术的发展，需要存储和传播的信息量越来越大，信息的种类和形式越来越丰富，传统图书馆的机制显然不能满足这些需要。因此，人们提出了数字图书馆的设想。数字图书馆是一个电子化信息的仓储，能够存储大量各种形式的信息，用户可以通过网络方便地访问它，以获得这些信息，并且其信息存储和用户访问不受地域限制。

数字图书馆（digital library）是用数字技术处理和存储各种图文并茂文献的图书馆，实质上是一种多媒体制作的分布式信息系统。它把各种不同载体、不同地理位置的信息资源用数字技术存贮，以便于跨越区域、面向对象的网络查询和传播。它涉及信息资源加工、存储、检索、传输和利用的全过程。通俗地说，数字图书馆就是虚拟的、没有围墙的图书馆，是基于网络环境下共建共享的可扩展的知识网络系统，是超大规模的、分布式的、便于使用的、没有时空限制的、可以实现跨库无缝链接与智能检索的知识中心。

数字图书馆的服务是以知识概念引导的方式，将文字、图像、声音等数字化信息，通过互联网传输，从而做到信息资源共享。每个拥有任何电脑终端的用户只要通过联网，登录相关数字图书馆的网站，都可以在任何时间、任何地点方便快捷地享用世界上任何一个"信息空间"的数字化信息资源。

随着计算机和网络技术的研究和发展，数字图书馆正在从基于信息的处理和简单的人机界面逐步向基于知识的处理和广泛的机器之间的理解发展，从而使人们能够利用计算机和网络更大范围地拓展智力活动的能力，在所有需要交流、传播、存储和利用知识的领域，包括电子商务、教育、远程医疗等，发挥极其重要的作用。

（一）中国国家数字图书馆（http：//www. nlc. cn/）

中国国家数字图书馆为注册读者提供了涵盖了图书、期刊、报纸、论文、古籍、工具书、音视频、数值事实、征集资源等多种类型的数字资源在线服务。在注册后，可通过国家图书馆门户网站（图 2 - 12）获得丰富的数字资源服务。

除了中国国家数字图书馆门户网站以外，中国国家图书馆还推出了国家数字图书馆手机应用程序（图 2 - 13）。国家数字图书馆手机应用程序是集中国国家图书馆、中国国家古籍保护中心、国家典籍博物馆等多个国家图书资源于一体，打造国家最全的在线数字图书馆。用户可以通过注册国家数字图书馆应用程序，实现阅览室的手机扫码入馆、扫码借书，实现文津搜索系统、云门户、公开课系统的扫码授权登录，强大的检索功能，可在线阅读 6 万余册中文图书，460 余种大众期刊，千余种有声、视频、公开课资源及多种数据库资源。

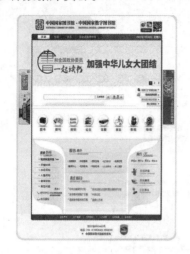

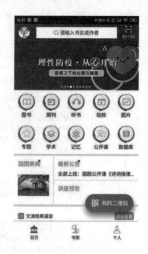

图 2-12　中国国家数字图书馆门户网站　　　图 2-13　国家数字图书馆手机应用程序

（二）超星数字图书馆（http：//book. chaoxing. com/）

超星数字图书馆作为规模最大中文数字图书馆之一（图 2-14），提供大量的电子图书资源提供阅读，其中包括文学、经济、计算机等五十余大类，数百万册电子图书，500 万篇论文，全文总量 13 亿余页，数据总量 1000000GB，大量免费电子图书，超 16 万集的学术视频，拥有超过 35 万授权作者，5300 位名师，一千万注册用户并且每天仍在不断的增加与更新。

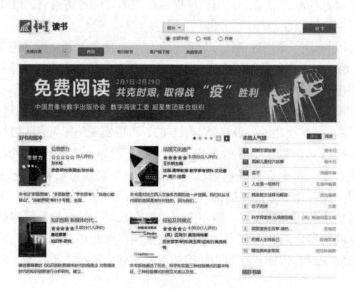

图 2-14　超星数字图书馆首页

任务一　利用搜索引擎查询"白血病"相关知识

一、任务描述

通过"知识准备"环节的介绍，大家对搜索引擎及其作用有了初步了解。本任务要求大家通过搜索引擎（百度、必应、搜狗、360搜索等）搜索"白血病"方面的网页。通过检索操作并比较结果的异同，了解各个引擎的基本操作和特色服务。同时，通过应用搜索引擎高级搜索技巧，更加有效地筛选相应的网络信息。百度有"百度健康"、搜狗有"搜狗明医"、360有"360良医"等医药相关专题搜索产品。还有百度问答、知乎搜索、微信搜索等，同学要充分利用网站提供的各种工具，寻求最优解答。

二、操作步骤

1. 打开浏览器，在地址栏输入"www. baidu. com"，进入百度搜索主页。

2. 在搜索引擎的检索框中输入关键词"白血病"，点击搜索按钮"百度一下"，检索结果见图 2 – 15。

3. 初步筛选检索结果，选择你认为有价值的网页信息，点击进入阅读。阅读后觉得有必要保存的，可以选择保存网页，便于以后整理。关闭弹出的链接网页。

4. 应用所学到的高级搜索语法，在搜索栏输入"白血病 filetype：pdf"，点击搜索按钮"百度一下"，筛选出与关键词"白血病"相关的 PDF 格式文件，检索结果见图 2 – 16。

5. 分别点击搜索引擎上方的"资讯""文库""知道"等栏目，查看其特色服务。

6. 分别打开必应搜索、搜狗搜索和 360 搜索的首页，重复上述检索，比较各个引擎的结果和服务的异同。

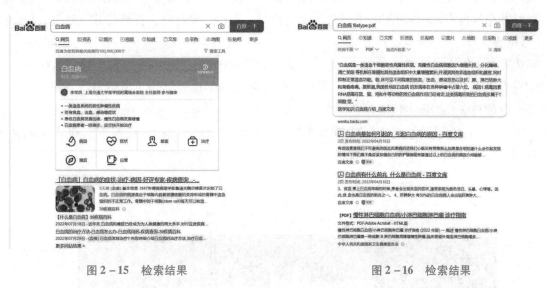

图 2 – 15　检索结果　　　　　　　　图 2 – 16　检索结果

任务二　医学相关网站

一、任务描述

通过搜索引擎检索出的信息存在良莠不齐的情况，并且有时会掺杂部分广告信息，医学生在查询医学相关信息时，信息的准确性和权威性至关重要。如果想获取准确性和权威性更高的某一方面的知识，检索一些专业网站是很好的途径。本任务介绍一些知名好用的医学相关网站。大家如果有医药方面的问题可以查询以下几个医学专业网站。

中国医药信息查询平台 https：//www. dayi. org. cn/

37 度医学网 http：//www. 37med. com/

中华医学网 http：//www. medtranslation. cn/index. html

重症医学网 https：//www. icu. cn/

爱爱医 https：//www. iiyi. com/

杏林普康 https：//www. xinglinpukang. com/

有来医生 https：//www. youlai. cn/

博禾医生 https：//www. bohe. cn/

家庭医生在线 https：//www. familydoctor. com. cn/

169 健康网 https：//www. 169kang. com/jbk/

二、操作步骤

（一）中国医药信息查询平台

中国医药信息查询平台按照由我国著名医学专家、药学专家、医院管理专家和媒体专家等组成的项目专家委员会制定的标准和流程，对包括医疗机构、人物（含医生、医药从业人员等）、疾病、症候、药品、保健品、营养食品、药品/保健品企业、中药材、医疗器械、文化、典籍等共 11 大类信息进行整理、编辑、审核和认证，形成统一格式和标准，对其标注国家权威认证标识，收录入中国医药信息查询平台，并推广至百度、搜狗、360、神马等各公益网络平台权威发布。是中国权威医药数据库之一，建有海量的医学和药学内容。包括疾病、症状、药品、医生、医院、中药材、食品营养、针灸穴位、医美等 30 多个数据库。

平台对内容的编写人员有严格的要求：编写专家必须是省级以上公立三甲医院副主任医师以上；审核专家必须是省级以上公立三甲医院主任医师；所在科室是国家或省临床重点专科（学科）者优先。这样保证了内容的科学、严谨、权威。

1. 网站登录 打开浏览器，在浏览器地址栏输入"https：//www. dayi. org. cn/"，进入中国医药信息查询平台网站首页（图 2 - 17）。

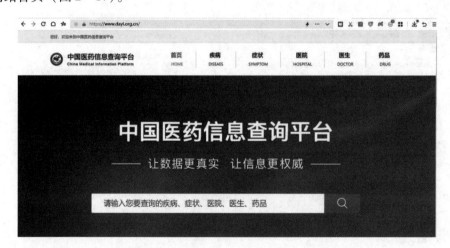

图 2 - 17　中国医药信息查询平台网站首页

2. 搜索专业信息 在主页上方的搜索栏搜索相关疾病可以出现相关的疾病症状、医院、医生和药品等相关信息，选择自己需要的信息进行浏览。更可以通过直接搜索获取自己感兴趣的话题内容，开阔视野，增长见识。

比如，输入"咳嗽"，即可得到与咳嗽相关的疾病的介绍、相关药物的介绍、相关问答视频等信息，让我们对咳嗽有较为全面的了解。

（二）医脉通临床指南

临床指南：Clinical Practice Guidelines，CPGs 是以循证医学为基础，由官方政府机构或学术组织撰写的医疗文件。是针对特定临床问题，经系统研究后制定发布，用于帮助临床医生和患者做出恰当决策的指导性文件。曾经使用过的临床指南同义词：方案（protocols）、标准（standards）、推荐（recommendations）、实践政策（practice policies）、共识性声明（consensus statements）、临床路径（clinical pathway）等。这些词汇的意思都是指通过系统综述生成的证据以及对各种备选干预方式进行利弊评价之后提出的最优指导意见。

查询临床指南有多种途径。医脉通临床指南频道，汇集了国内外最新临床指南及专家共识和推荐意见，提供了 30 个临床科室的国内外最新临床诊疗指南如：用药指南、肿瘤指南、心血管指南、指南解读和指南简介。是国内比较方便的查询临床指南的途径之一。

1. 网站登录　打开浏览器，在浏览器地址栏输入"https：//guide. medlive. cn/"，进入网站首页（图 2 - 18）。

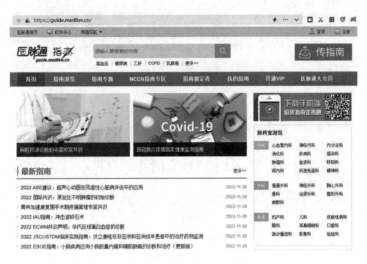

图 2 - 18　医脉通临床指南网站首页

2. 搜索专业信息　以搜索"甲亢"相关信息为例，检索结果见图 2 - 19。

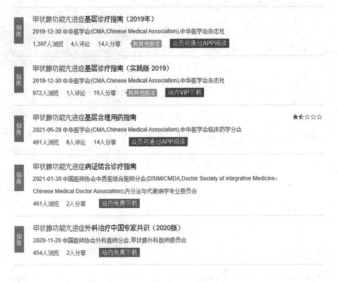

图 2 - 19　"甲亢"检索结果

3. 指南下载　点击"甲状腺功能亢进症病症结合诊疗指南"可以进入指南相关介绍和下载页面。检索结果见图 2-20。

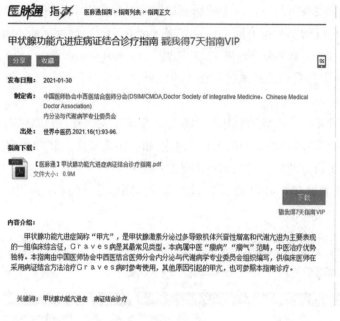

图 2-20　指南下载页面

任务三　利用数字图书馆查找"甲状腺功能亢进"相关电子书籍

一、任务描述

通过上面两个任务的学习，同学们了解了搜索引擎和专业网站的基本操作和特色服务。除此之外，数字图书馆也是资源的聚集之地。善用数字图书馆可以帮助我们更好地查找和利用文献资源。本任务要求利用超星数字图书馆搜索"甲状腺功能亢进"方面的相关书籍，通过相关操作熟悉超星数字图书馆的一般使用方法。

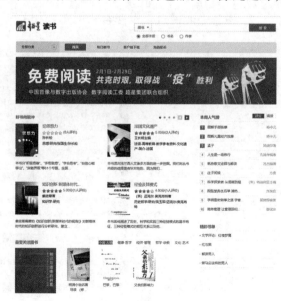

二、操作步骤

1. 网站登录　打开浏览器，在浏览器地址栏输入"http：//book.chaoxing.com/"，进入超星数字图书馆网站首页（图 2-21）。

2. 搜索图书　资源类型选取"图书"，检索途径选择"全部字段"，在检索框中输入关键词"甲状腺功能亢进"，点击"搜索"，即可搜索出与关键词"甲状腺功能亢进"相关的图书，检索结果见图 2-22。

3. 阅读可用图书信息

图 2-21　超星数字图书馆网站首页

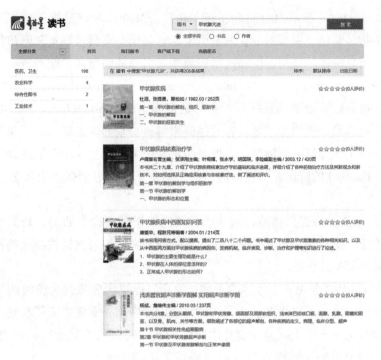

图 2 – 22　超星数字图书馆检索结果

任务四　医学专业搜索引擎概览

一、任务描述

作为医药专业的人士，如果有更专业的内容需要检索，上述通用的引擎和网站可能就力不从心了。本任务介绍常用医学专业搜索引擎的利用。

二、操作步骤

打开浏览器，在地址栏输入下列网址，浏览相关网站。

1. 国外常用医学专业搜索引擎

（1）MedSite（https：//www. medsite. com）　MedSite 由美国 Medsite publishing 公司于 1997 年 7 月在 WWW 上建立的著名医学搜索引擎。共收集了 1 万多个医学以及与健康相关的站点，收录范围主要以美国、加拿大为主。提供医学主题的分类目录浏览和站点检索的功能。

（2）HealthWeb（http：//healthweb. org）　HealthWeb 是美国中西部地区健康科学图书馆合作开发的健康相关资源指南系统。该系统收集了全球范围的医学信息资源，提供按医学主题词浏览相关资源站点和按关键词检索相关资源站点的功能。

（3）Medical Matrix（http：//www. medmatrix. org）　Medical Matrix 是由美国 Healthtel 公司基于 Web 建立的临床医学信息资源指南系统，是一个以医学主题词（Mesh）为基础的智能型检索引擎，主要提供临床医学资源分类目录浏览和医学主题词检索的功能，是临床工作者重要的网上资源导航系统。

（4）HealthAtoZ（http：//www. healthatoz. com）　HealthAtoZ 是美国 Medical Network 公司于 1996 年建立的健康与医学专业搜索引擎。该引擎收集了全球范围的网上生物医学资源（以美国为主），资源类型有 Web、FTP、Gopher、讨论组和新闻组等，所有资源都经过医学专业人员人工分类和标注。

（5）Med Engine（http：//www.themedengine.com）　　Med Engine 是由美国 Goldberger & Associates 公司在网上建立的生物医学信息资源的专业搜索引擎。它提供分类目录浏览和网站检索的功能。收录范围是全球网站的医学信息资源，是网上生物医学资源搜索引擎的引擎或导航系统。

（6）PubMed（https：//www.ncbi.nlm.nih.gov/pubmed）　　PubMed 是一个免费的搜寻引擎，提供生物医学方面的论文搜寻以及摘要的数据库。它的数据库来源为 MEDLINE。其核心主题为医学，但亦包括其他与医学相关的领域，例如护理学或者其他健康学科。它同时也提供对于相关生物医学资讯上相当全面的资源，例如生化学与细胞生物学。该搜寻引擎是由美国国立医学图书馆提供，作为 Entrez 资讯检索系统的一部分。PubMed 的资讯并不包括期刊论文的全文，但可能提供指向全文提供者（付费或免费）的链接。

PubMed 系统的特征工具栏提供辅助检索功能、侧栏提供其它检索如期刊数据库检索、主题词数据库检索和特征文献检索。提供原文获取服务免费提供题录和文摘，可与提供原文的网址链接，提供检索词自动转换匹配，操作简便、快捷。

汉化，让中国的 PubMed 使用者尽量多的看到、使用自己更为熟悉的、美丽的中文。高级检索页面进行了汉化。检索关键词进行了汉化提示。网络词典集成检索结果页面集成了根据北京金叶天盛科技有限公司著名产品《新编全医药学大词典》制作的网络词典，对自己不熟悉的英语可以"双击"或"鼠标选定"后查看网络词典的翻译结果。

2. 国内医学专业搜索引擎

（1）360 良医搜索（http：//ly.so.com）　　360 搜索推出专业的医疗、医药、健康信息的子垂直搜索引擎良医搜索，意在帮助网民在搜索医疗医药信息的时候，不受到虚假医疗广告、虚假医疗信息的侵扰，从而保障网民放心看病、放心就医。

（2）搜狗明医搜索（http：//mingyi.sogou.com）　　"搜狗明医"为搜狗搜索下的医疗垂直搜索频道，该频道聚合权威的知识、医疗、学术网站，为用户提供包括维基百科、知乎问答、国际前沿学术论文等在内的权威、真实内容。

（3）37 度医学网（http：//www.37med.com）　　37 度医学网由黄石理工学院医学院主办。是一个专业性强、学术性强的大型医学、医疗、健康综合性网站。为广大临床医生、医学科研人员、医务管理者、医学院校师生、众多患者、广大网民提供各类国内外最新的医学动态信息、内容丰富的医学资料文献，以及医学继续教育服务及各类专题学术会议等全方位的医学信息服务。

（4）中国医药信息网（http：//www.cpi.gov.cn）　　中国医药信息网是由国家食品药品监督管理局信息中心建设的医药行业信息服务网站，始建于 1996 年，专注于医药信息的搜集、加工、研究和分析，为医药监管部门、医药行业及会员单位提供国内外医药信息及咨询、调研服务。本网会员服务包括 VIP 会员服务和网络数据库会员服务两种模式，竭诚为会员提供信息推送、情报跟踪以及其他各种形式的信息咨询及调研服务。本网共建有 20 余个医药专业数据库，主要内容包括政策法规、产品动态、市场分析、企事业动态、国外信息、药市行情等，现已成为国内外医药卫生领域不可缺少的重要信息来源。

项目三　医学信息分析

PPT

知识准备

一、简介

文献信息是获取知识的一种媒介，文献检索的最终目标是为了利用信息。随着社会的不断发展，人类文明的不断进步，文献信息数量上也随之不断增加，形式等方面也随之不断发生变化，在科技查新、科研项目申报、科研成果鉴定过程中，面对如此繁多而又形态各异的文献信息，这就需要我们对获取的信息进行分析、鉴别，有效地开发利用，充分发挥文献信息的作用，达到特定的目的，也即对文献的综合利用。如何高效利用文献，节省时间和精力，这就需要在传统的文献管理基础上，学会使用文献管理软件。

二、科技查新概述

科技查新是科研管理部门为了科研立项和成果鉴定与奖励的严肃性、公正性、准确性和权威性所制定的一项管理程序。科技查新简称查新，是指查新机构根据查新委托人提供的需要查证其新颖性的科学技术内容，按照科技查新规范操作，并做出结论（查新报告）。查新机构是指具有查新业务资质的信息咨询机构。查新委托人是指提出查新需求的自然人、法人或者其他组织。新颖性是指在查新委托日以前查新项目的科学技术内容部分或者全部没有在国内外出版物上公开发表过。

1. 查新的主要对象

（1）科研项目开题立项。

（2）各级成果鉴定、验收、评估、转化及转让。

（3）申报国家级或省（部）级科学技术奖励。

（4）新产品开发计划、新技术引进等的项目论证。

（5）专利申请查新。

（6）国家及地方有关规定要求查新的。

2. 查新的主要作用

（1）为科研立项提供客观依据，对所选课题的论点、研究开发目标、技术内容、技术水平等方面的新颖性做出客观的判断和评价。

（2）为科技成果的鉴定、评估、验收、转化、奖励等提供客观依据，保证鉴定、评估、验收、转化、奖励等的客观性、公正性、权威性和科学性。

（3）为研究开发提供可靠丰富的信息和向导，依据查新机构丰富的信息资源与完善的计算机检索系统，利用专职的检索人员，可使科研人员全面、准确地了解相关信息，为科研工作提供信息需求。

3. 查新做出的结论　即查新报告，是查新机构用书面形式就查新事务及其结论向查新委托人所做的正式陈述。其基本内容包括以下内容。

（1）查新报告编号，查新项目名称，查新委托人名称，查新委托日期，查新机构的名称、地址、邮政编码、电话、传真和电子信箱，查新员和审核员姓名，查新完成日期。

（2）查新目的、查新项目的科学技术要点、查新点与查新要求、文献检索范围及检索策略、检索结果、查新结论、查新员与审核员声明、附件清单。

（3）查新委托人要求提供的其他内容。

三、科研项目申报概述

科研项目是开展科学技术研究的一系列独特的、复杂的并相互关联的活动，这些活动有着一个明确的目标或目的，必须在特定的时间、预算内，依据规范完成。科研项目的类型有许多，分类方法各异。如按科研项目的来源分类有纵向科研项目、横向科研项目和自拟课题。纵向科研项目是指列入国家各级科研主管部门科研发展计划的项目。横向科研项目是指接受企事业单位委托，或与企事业单位合作的应用研究和开发研究项目。自拟课题为医务工作者结合医疗卫生工作的实际需要，从医学基础理论和临床实践方面来选择科研课题。按科技活动的类型有基础性研究、应用性研究和发展性研究。基础性研究是研究并认识生命现象的本质和疾病发生、发展的和提示药物的作用机制，为疾病的预防、诊治和康复提供依据。应用性研究是针对医学实践中遇到的具体问题，运用已知的专业理论和方法，提出某一问题的新技术、新方法、新产品。发展性研究是利用基础研究或应用研究的成果，开发新产品或新技术等的科研活动。

科研项目申报是申报者依据科研项目申报渠道发布的科研项目指南或通知，将拟开展研究的课题，写成文件呈递给提供科研资助并负责管理的有关部门，以获得批准和资助的过程。科研选题的信息获取是开展科研工作的首要前提，有如下步骤：①明确课题研究方向。②检索国内外文献数据库。③通过引文跟踪等其他检索途径进一步获取相关文献科研信息。④进行信息分析。

四、科研成果鉴定概述

科研成果是对某一科技研究课题，通过观察实验、研究试制或辩证思维活动取得的具有一定学术意义或实用价值的创造性结果。

科研成果鉴定的内容包括：是否完成合同或计划任务书要求的指标；技术资料是否齐全、完整且符合规定；应用技术成果的创新性、先进性和成熟程度；应用价值及推广的条件和前景；存在的问题和改进意见等。

五、信息过滤与知识管理工具

（一）云笔记软件

1. 云笔记软件简介　云笔记软件是一种基于网络的实时记录信息的程序软件，用户可以利用它把文字、图片、音频、视频等信息资料放到云端服务器存储起来，并且能够实现个人电脑、手机等移动设备和云端之间的信息新建、上传、编辑、存储、修改、下载、共享、删除编辑等功能。常用的云笔记软件国内有有道云笔记、云笔记、麦库记事等，国外印象笔记比较流行。

2. 常用云笔记软件　印象笔记（Evemote），2008 年 6 月由全球最大云笔记公司推出，它以简洁的界面和稳定的远程存储功能得到用户认可，印象笔记能够方便处理文字、网页或网页摘录、照片、语音备忘录或者手写笔记，于 2012 年走进我国市场。印象笔记有企业笔记本、私人笔记本两种类型。其网址为 http：//www. yinxiang. com。

印象笔记的基本功能如下。

（1）保持同步功能　支持多平台系统，一处编辑，多平台间同步；支持 Web 版和移动网页版，只要能上网的设备均可以在浏览器中打开进行操作。

（2）编辑网页功能　通过网页剪辑插件可以保存完整的网页内容，包括文字、图片和所有连接，到印象笔记账户里。

（3）图片搜索功能　图片搜索是印象笔记最具特色的功能，可以搜索到图片内额印刷体中文和英文以及手写英文，此搜索对文字版的 PDF 文件也同样有效。

（4）存储重要资料功能　支持任意格式文件作为附件插入到笔记中，并实现跨平台同步，方便同平台之间的文件资料管理。

（5）团队协作功能　允许不同永不之间共同编辑一个笔记本，实现团队协作办公。

（6）支持第三方应用软件功能　支持 QQ 浏览器、鲜果联播等第三方协作应用软件。

（二）云存储 & 云同步数据备份管理

1. 网络硬盘　网络硬盘又称网盘，以网络为载体，为互联网用户提供文件管理功能的在线存储服务网络系统，通常包括文件存储、数据备份、查看编辑、文件共享等服务功能。与移动硬盘、邮件、FTP、QQ 等其他工具相比，网络硬盘在数据存储、传输、共享等方面功能更加强大，操作更加便捷。

网络硬盘自诞生以来，经历了从通讯附属产品，到独立成为传统网络硬盘，再到升级为云存储网络硬盘三个不同阶段。云存储网络硬盘相比传统网盘的最大优点是将单纯的存储产品升级为数据存储与服务并且可以延伸出多种增值的服务。

云存储网络硬盘有收费和免费两种服务方式，近两年随着运营成本的增加，产品利润的下滑，一些网络硬盘面临着关闭的窘境，用户在使用这类工具时需要及时备份，以免网盘关闭时丢失自己存储的资料。

2. 常用网盘　百度云网盘，是百度公司提供文件的网络备份、同步和分享服务。具有空间大、速度快、安全稳固等特点，支持教育网加速，支持 PC 端、安卓手机客户端、Web 端三种平台，具有在线浏览、离线下载等功能，能够实现文档、图片、音乐的 web 端在线预览。为注册用户免费提供 15G 空间，支持 1G 超大单文件上传，无流量限制。其网址为：http：//pan. baidu. com。

百度云网盘使用方法如下。

（1）登录　用已经注册的百度账号、密码登录百度云网盘。

（2）上传文件　点击"上传文件"按钮，选择要上传的文件，再选择上传位置，最后点击"上传"即可。

（3）打开浏览文件　点击相应的文件，便可以打开预览。

（4）下载文件　长按文件或文件夹，进入批量模式。选择单个文件或多个文件，点击"下载"。点击"传输列表"，查看下载列表，可以查看上传、下载进度。可以长按界面进入编辑模式对传输列表中的文件进行下载、删除或者分享操作。

（5）与好友分享文件　长按文件或文件夹，进入批量模式，选择单个文件或多个文件，点击"分享"，然后再选择分享方式，微信好友、好友分享、QQ 好友、微博、微信朋友圈、QQ 空间、复制链接、生成二维码、密享、快传到电脑等。

（6）闪电互传　闪电互传是百度网盘退出的数据传输功能。通过闪电互传功能，用户可以在没有联网的情况下，将手机内的视频、游戏、图片等资源高速分享给好友。真正实现零流量传输，且传输速度秒杀蓝牙。首先，两台手机同时登录百度网盘，在工具包中点击"闪电互传"菜单。手机 A 选择"发送文件"，手机 B 选择"接收文件"。手机 B 搜索到 A 设备后，点击头像建立连接。连接成功后，选择文件，点击下方传输按钮，开始传输。点击右上角的"传输记录"按钮可以查看文件传输状态与进度。

其他常用网盘还有：腾讯微云，http：//www. weiyun. com；网易网盘，http：//wp. 163. com/filehub/login. jsp。

3. 网盘搜索工具　盘搜，是国内老牌额百度网盘搜索引擎，也是百度网盘、乐视云盘搜索、迅雷快传、可乐云盘等多种优秀网盘搜索集一身，是数千万盘友首选网盘搜索工具。使用时在界面中选择要查找的文件类型，在输入框中输入查找的文件名，最后点击"提交"即可。其网址为：http：//www. pansou. com。

其他网盘搜索工具还有：网盘搜，http：//wangpansou. cn。

（三）文献管理软件

在学习研究工作中，大家都对大量的文献进行整理，但在传统的文档管理方式下，管理这些庞大的文献体系是非常困难的，常常会出现文献数据量大、检索困难、流传速度慢、保密性不强等情形。如果将对文档的收集、挑选、重组和转发由计算机文档管理系统辅助，则可以快速定位，缩短信息链的长度和处理链的规模，提高工作效率，降低工作成本。这个辅助系统就是文献管理软件。

1. 文献管理软件简介　文献管理软件也叫书目管理软件，百度百科中是这样定义的："文献管理软件是学者或者作者用于记录、组织、调阅引用文献的计算机程序。"一旦引用文献被记录，就可以重复多次地生成文献引用目录。也就是说它是一种具有文献检索与整理、引文标注、按格式要求生成参考文献列表等强大功能的软件，可嵌入文字处理软件中使用，还可以直接通过在线数据库下载文献题录并对其进行统计分析。

文献管理软件的基本功能包括：文献信息的收集；文献信息的整理和组织；论文中对文献引用的插入和参考书目的生成。更方便于沟通、协作、控制、创造，有更好的方便性，是科研人员管理利用文献的高效工具。

2. 常用文献管理软件

（1）NoteExpress　是由北京爱琴海软件公司开发的一款专业级别的文献检索与管理系统，其核心功能涵盖"知识采集、管理、应用、挖掘"等信息管理所有关节，是学术研究、文献管理的必备工具，是发表论文的好帮手。

NoteExpress 核心功能如下。

1）数据收集　用户在浏览专业数据库或普通网页时，可以通过"青提收藏"插件保存题录和全文到 NoteExpress；手机 APP"青提文献"也可以与 NoteExpress 实现协同功能，利用碎片时间进行文献手机，并最终归集到自己的 NoteExpress 中（图 3 - 1）。并且，NoteExpress 内置常用电子资源库的接口，可以快速下载大量题录（文摘）及全文。

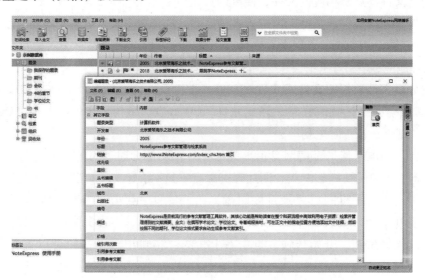

图 3 - 1　NoteExpress 界面

2）文献管理　分类管理电子文献题录以及全文，海量数据、井然有序。

3）结果分析　对检索结果进行多种统计分析，有的放矢，事半功倍。

4）即时发现　综述阅读方式，帮您快速发现有价值的文献，与此同时，与文献相互关联的笔记功能可以让您随时记录思想火花。

5）论文写作　支持 Word 和 WPS，在论文写作时可自动生成符合要求的参考文献索引，一键完成。

NoteExpress 具有以下使用技巧。

1）NoteExpress 下载安装　进入网站 http：//www. inoteexpress. com 下载 NoteExpress 的安装程序，个人用户下载个人版，集团用户请下载所在单位的集团版。下载成功后，双击安装程序，即可完成安装。

2）新建数据库　点击界面上方"文件"，在下拉菜单中点击"新建数据库"，命名后进行保存即可。建立个人数据库后，可以根据自己的需要，为数据库建立分类目录。也可以对目录进行增删改，以及分类目录排序。

3）数据收集　NoteExpress 是通过题录（文献、书籍等条目）对文献进行管理的，建立新的题录数据库后，提供了多种数据的收集方式。

①浏览器插件导入（青提收藏）：用户在浏览专业数据库或普通网页时，可以通过网页插件"青提收藏"保存题录和全文到云端，登录 NoteExpress 后，点击"下载"按钮，可以将插件保存的题录导入到"我保存的题录"文件夹中。

②青提文献收藏题录下载：利用手机 APP"青提文献"，可以帮助用户轻松订阅国内外学术期刊的最新文章，追踪某方面研究的最新进展，用户可以利用碎片时间进行文献收集，并最终归集到自己的 NoteExpress 数据库中。

③全文导入、智能识别、更新：用户可将下载好任意格式的全文导入到 NoteExpress 中进行管理，导入的标题即为文件名。可对全文进行智能识别及智能更新，支持 PDF、CAJ 文件，没有智能更新字段的题录可使用在线更新。

④在线检索：无须登录数据库网站，直接以 NoteExpress 作为网关进行检索，多线程快速下载。

⑤内嵌浏览器：通过 NoteExpress 配置好的内置浏览器进行数据库检索，一站式完成数据库检索页面数据的筛选以及保存。

⑥格式化文件导入：格式化文件即从数据库页面的检索结果导出固定格式，比如 Endnote 格式、RIS 格式等。

⑦手工录入：个别没有固定格式捯饬的题录或者由于其他原因需要手工编辑的题录需进行手工录入。

4）文献管理

①查找重复题录：在不同数据库中用相同的检索条件进行检索，或者数据库由几个小数据库合并而成，都不可避免地出现重复题录。NoteExpress 提供数据库查重功能。

②虚拟文件夹：NoteExpress 提供虚拟文件夹功能管理跨学科的文献。

③影响因子：题录在进入 NoteExpress 后会自动根据内置的期刊管理器的内容自动昌盛题录期刊的影响因子以及收录范围，用户可以将这两个字段列入表头。并且 NoteExpress 提供期刊近五年的影响因子趋势图，并在影响因子趋势图中显示该期刊收录范围。

④附件管理：NoteExpress 支持任意的附件格式，比如常见的 PDF、Word、Excel、视频、音频文档等，当然还有文件夹、URL 等。用户首先新建附件文件夹，为每条文献信息添加附件，可以对附件进行标识、打开、全文下载等操作。

⑤组织：NoteExpress 可以分别按照星标、优先级、作者、年份、期刊、关键词、作者机构、收录范围等将数据库内所有题录重新组织显示。

⑥数据备份：扩展名为.nel 的文件是 NoteExpress 的数据库文件。NoteExpress 的数据库包含题录、标签、笔记、附件存放位置等信息。由于 NoteExpress 的附件是单独保存在附件文件夹中，因此在备份数据的时候，如果需要备份附件，是需要单独备份的。

⑦本地检索：NoteExpress 提供本地检索功能，这对于拥有庞大数据的用户来说尤其重要。还提供常用的检索条件保存，无论任何时候，点击保存的条件，符合条件的题录就会自动推送出来，也可以理解为本库订阅功能。

⑧回收站：同 windows 操作系统一样，NoteExpress 也提供了回收站功能，方便找回误删除的题录或笔记，避免错删误删带来的损失。同时，回收站不再只有一个文件夹，而是可以显示出删除的题录所在的文件夹，以方便记忆和管理。

⑨多数据库：NoteExpress 提供了同时打开多个数据库的功能，用户可以在软件左侧的数据库栏看到打开的多个数据库，在不同数据库之间的切换非常方便。

5）统计分析　通过 NoteExpress，可以方便快捷地对文献信息进行统计分析，这样就能够快速了解某一领域的重要专家、研究机构、研究热点等，方便做出精准的报告。首先启动分析功能，选择字段（作者、关键词、主题词等）进行统计分析，然后保存分析结果（txt 或者 csv 格式）。

6）发现功能　包括综述功能（提供包括作者、标题、来源、关键词、摘要字段内容，帮助研究者快速阅读，发现有价值的文献）和笔记功能（随时记录看文献时的想法和研究的设想，这些信息都与文献信息关联在一起，便于日后进一步展开工作）。

7）写作　NoteExpress 支持 WPS 以及 MSOffice 借助 NoteExpress 的写作插件，可以方便高效地在写作中插入引文，并自动生成需要格式的参考文献索引，也可以一键切换到其他格式。插入引文时，光标停留在需要插入文中引文处，然后返回 NoteExpress 主程序，选择插入的引文，点击"插入引文"按钮，这时会自动生成文中引文以及文末参考文献索引，同时生成校对报告。如果需要切换到其他格式，点击"格式化"按钮，选择所需要的的样式，就会自动生成所选样式的文中引文以及参考文献索引。

（2）EndNote　由 Thomoson Corporation（总部位于美国康涅狄格州的 Stanford）下属的子公司 Thomoson ResearchSofe 开发。是 SCI（Thomson Scientific）公司官方软件，支持国际期刊的参考文献格式有 3776 种，写作模板几百种，涵盖各个领域的杂志。EndNote 能直接连接上千个数据库，并提供通用的检索方式，能有效提高科技文献的检索效率（图 3 – 2）。

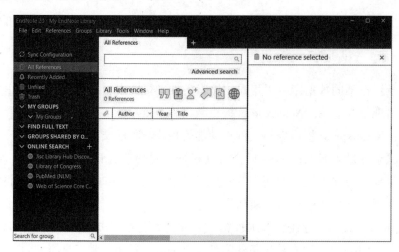

图 3 – 2　EndNote 界面

（3）医学文献王　医学文献王是由北京金叶天翔科技有限公司开发的一款文献检索和管理软件。该软件集文献检索、文献管理、全文求助、论文写作等功能于一体。主要用于整理、调用无序分布在不同信息源的各类文献数据，实现对文献的管理（图3-3）。

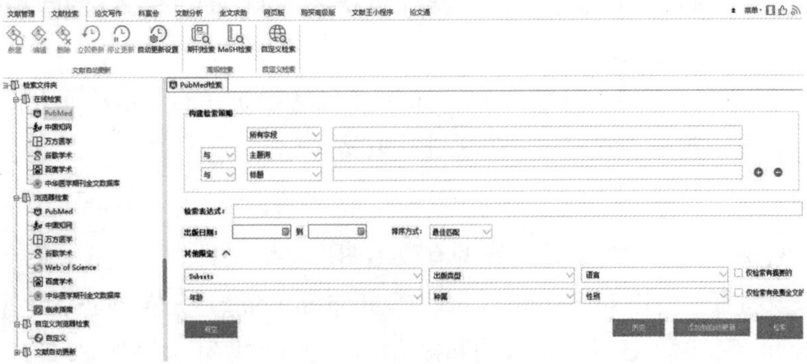

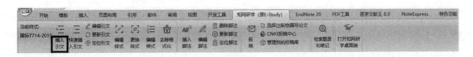

图3-3　医学文献王界面

医学文献王具有四大核心功能。

（1）全面整合pubmed、万方等医学常用中外文数据库，准确检索到所需的文献，轻轻松松建立个人资源数据库。

（2）建立多级目录分类不同专题的文献，查重除重、添加附件和笔记、高级查找，重要文献随时调用。

（3）后台批量下载免费全文，全文求助快速获取收费全文。

（4）彻底告别手工录入参考文献，一秒插入参考文献；文献随意增删改，自动刷新重排；改投期刊不用愁，一键切换著录格式。

【案例3-1】参考文献导出——以CNKI为例。

在论文写作中，我们要导出参考文献，怎样利用中国知网来做到呢？

首先，我们进入CNKI首页（http：//www.cnki.net），在网页右下方点击"CNKI E-learning（数字化学习与研究平台）"，下载安装E-learning程序。然后打开Word，这时我们发现Word自动加载E-learning平台。点击Word工具栏中"CNKI E-learning"按钮，单击"插如引文"按钮，选择我们要插入的引文，这时参考文献就自动生成了（图3-4）。

图3-4　E-learning工具条

【案例3-2】利用CNKI E-study对医学文献进行分类管理。

1. 登录网址http：//elearning.cnki.net下载E-study客户端软件。

2. 进入软件，按照不同主题建立学习单元（右键单击"学习单元"——建立不同主题的学习单元）。

3. 将学习单元内的文献按照学习阶段、研究角度、内容方向等对文献进行归类（右键单击"学习单元"——点击不同主题的学习单元-进行文献分类）。

4. 导入题录。

（1）从CNKI或其他文献数据库中导入（登录知网www.cnki.net—检索所需文献—选中导出文献—选择CNKI E-study格式导出题录）。

（2）导入从NoteExpress或EndNote中导出题录信息（从NoteExpress或EndNote等文献管理软件中导出文献题录信息，保存到本地计算机上。在CNKI E-study中选择相应文件夹，导入以上文献题录信息）。

（3）从浏览器中导入题录信息（从浏览器中可将 CNKI、百度学术、Springer、ScienceDirect 等数据库中题录信息导入到 E‑Study 客户端中，浏览器打开 www.cnki.net—输入检索词—点击插件图标—勾选题录信息—导入）。

5. 导出学习单元与关闭学习单元（将在 E‑Study 平台已建立好的学习单元及学习单元内文献导出至本地文件夹，也可以对暂时不查看的学习单元进行关闭）。

（四）思维导图

思维导图又叫心智图，是表达发散性思维的有效地图形思维工具。

1. 思维导图定义及特征　思维导图（mind map 或 mind mapping）是英国心理学家、脑力开发专家东尼·博赞（Tony Buzan）于 20 世纪 70 年代发明和提出的一种有效使用大脑的思考方法。思维导图的发明使东尼·博赞被称为世界闻名的"大脑先生"。他是这样来定义思维导图的："思维导图是一种新的思维模式。它结合了全脑的概念，包括左脑的逻辑、顺序、条例、文字、数字，以及右脑的图像、想象、颜色、空间、整体等。"这一定义着重体现了思维导图对于调动左右脑，改善学习者思维模式的优势与功能。

从定义可以看出，思维导图是一种有效使用大脑的发散性思考方法，它模拟人脑神经网络放射结构，以视觉形象化图示展现认知结构、外化大脑思维图谱，所以思维导图也称为"心智图""心灵图""脑图"。

此外，思维导图通过颜色、图像和符码的运用，可充分发挥右脑极强的形象思维能力、跳跃思维能力、神奇的记忆力和独创性，高速的信息处理能力，独创性等，堪称"潜能爆发区"和"创造力爆发区"等。为此，思维导图有效利用了"左脑 + 右脑"的"全脑"思考模式，能够激发大脑潜能，使大脑平衡协调发展。

思维导图由主题、节点、连线、图像和色彩构成，从多维度来表达、反映、修饰和组织相关领域知识的网络结构图。思维导图由中心主题分支出节点，节点分支出子节点，并由此发散，节点不断增加。思维导图呈现的是一个思维过程，它往往从中心主题开始，随着思维的不断深入，逐步形成一个向周围发散而有序的树状图，同一层节点数表示思维的广度，一个分支的长度表示思维的深度。思维导图与大脑神经网络有异曲同工之妙，二者相比，不仅"形似"，而且"神似"。

思维导图以一个主题为中心，每个与其相关的关键词或图像作为一个子主题或联想，围绕中心主题向四周发散，形成某一特定主题知识的一种可视化网络结构（图 3‑5）。关键词类似于神经网络中的神经元，它是思维导图的基本构成元素，每个单独的关键词都可能引发成千上万的联想，就像神经元有很多触角一般，关键词含义广、具焕发性，可以自由扩散、组合与连接。

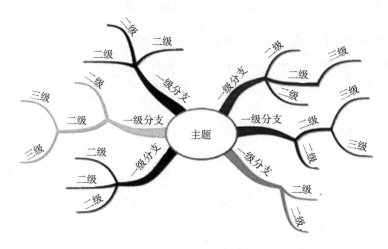

图 3‑5　思维导图结构示意图

思维导图具有以下特征：学习主题集中于中央位置；主题涉及的主干内容作为分支向四周放射；分支由一个关键图形或关键词构成，并放置于分支之上；各分支形成一个连接的节点结构；对不同的级别和内容可采用不同的色彩来区分。

2. 思维导图分类

（1）按子主题与中心主题的关系划分，思维导图为"树状拓扑结构"，根据子主题与中心主题的关系分为从属关系和并列关系两种分类结构。

1）从属关系，一级主题和二级主题分别是中心主题的依次下属分支，它们都是对中心节点内容的细化和深入。

2）并列关系，各主题之间是并列，同级的关系，它们都是中心主题的相关内容，是对中心主题的补充和完善。

（2）按思维导图的规模大小划分

1）微观图（micro map） 包含内容少，线条分支少，一般花费较少时间，初学构图首选。

2）宏观图（macro map） 包含内容较多，可能是许多微观图集合绘制而成，一般可包含一门课程、一个章节等等，它更多适合于复习构图。

3）整合图（integral map） 构建的知识图式，可能是语义图、知识图、网络图的混合，将这些知识图式进行整合与整理构成一个较为完整的思维过程图展示出来，便是整合的思维导图。

4）进展图（progressive map） 是不同时间绘制的思维导图，展现并跟踪学生对知识理解的改变以及思维的变化情况。

3. 导图的构建过程 思维导图的创作可以是手工绘制，也可以是软件绘制，常用的绘制工具有Mind Map，MindManager等。但最具个性化、比较随意的还是手工绘制为佳。

思维导图的手工绘制方法一般如下。

1）在纸张中心放置所要表达的中心思想。

2）主题延伸出子主题，二级和三级主题一次延伸，线条近粗远细，不断延展。

3）在各分支线条上添加各关键词或内容，随时可以补充或删减构图的分支。

4）到各分支之间的关系，可将分支用箭头相连接，显示出其间的关系，同时可以添加一些小图案或符号，以作标记，增加思维导图的清晰性和趣味性。

5）选用自己喜爱的形式或内容创建个人风格。

思维导图是有效的思维模式，应用于记忆、学习、思考等的思维"地图"，有利于人脑的扩散思维的展开。思维导图已经在全球范围得到广泛应用。

4. 常用思维导图软件

（1）MindManager

1）MindManager简介 MindManger是一种专业思维导图工具，由美国Mindjet公司迈克·耶特尔开发。MindManager经过20多年的发展，共发布了25个软件版本，全球拥有四百多万的大用户。MindManager不仅是一款思维导图软件，更是一套完整的项目管理与写作方案，包含非常强大的思维导图和头脑风暴工具，帮助用户组织项目，从项目各分支分配任务给不同的人，将所需单独的待做事项和工作完整规划从而保证项目成功，无论是管理个人待做事项还是与几十、几百个人协作，都可以得心应手。MindManager具有直观清晰的可视化界面和强大的功能可以快速捕捉、组织和共享思维、想法、资源和项目进程等（图3-6）。

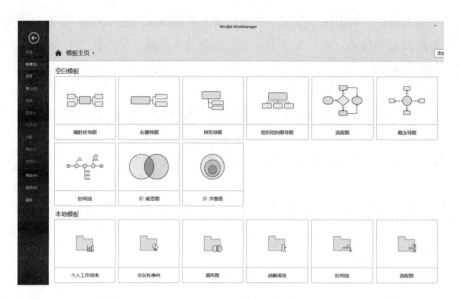

图 3 – 6　MindManger 界面

2）MindManager 使用技巧

①新建 MandManager 项目：软件将自动新建一个导图项目，导图的中心主题为 Central Topic，点击主题，直接输入想要创建思维导图的名称。另外，可以选择"文件"，单击"新建选项"，新建一个空白导图，或者从现有导图或者预设模板创建一个导图。

②添加/删除主题：按 Enter 键可迅速添加主题，也可以双击屏幕或者通过左上角快速访问工具栏主题图标添加主题，也可以右击中心主题单击"插入"，再单击"主题"，同样，单击主题即可输入内容。如果主题下还需要添加下一级内容，可以再创建子主题，单击软件左上角快速访问工具栏新建子主题图标，也可以使用快捷键 Ctrl + Enter 键。

如果不需要某个主题，可以选中主题，按 Delete 键即可。

③添加主题信息：单击菜单"插入"，然后单击"主题元素"工具，可以为主题添加超链接、附件、备注、图片、标签、提醒以及指定任务信息等信息。也可以通过右击"主题"，选择需要的主题元素添加到思维导图中，有助于更好地找到需要的信息。

④添加主题信息的可视化关系：单击菜单"插入"然后单击"导图对象"或者"标记"，可以为主题添加特殊标记来对主题进行编码和分类、使用箭头展现主题之间的关系、使用分界线功能环绕主题组或者使用图像说明导图。也可以通过右击"主题"，选择需要的图标对象等对主题进行关联。

⑤调整导图格式：单击菜单"格式"，可以使用样式、格式及字体调整整个导图的格式，不论是整体样式风格或者单独主题的格式，都可以自己选择。

⑥思维导图的检查与保存：最终确认导图内容的拼写检查，检查导图中的链接及编辑导图属性无误后，保存导图。

⑦使用与分享思维导图：可以将最终定稿的导图作为原始格式或者 Mindjet Viewer 文件格式发给项目、部门或者公司的其他成员，也可以演示、打印导图或者以其他格式导出导图，或者创建一组网页。

（2）XMind　XMind 是集思维导图与头脑风暴于一体的"可视化思考"工具，可以用来捕捉想法、理清思路、管理复杂信息并促进团队协作。XMind 不仅可以绘制思维导图，还可以绘制鱼骨图、二维图、树形图、逻辑图、组织结构图等，它们都是以结构化的方式来展示具体的内容。XMind 有四个版本：XMind Free（免费版）、XMind Plus（增强版）、XMind Pro（专业版）、XMind Pro Subscription（专业订阅版）。其中，XMind Free 是一款开源软件，作为基础版本，其虽然免费，但功能强大。XMind

Plus、XMind Pro、XMind Pro Subscription 是商业软件，包含更多专业功能，类似导出到 Word/PDF/Excel/Project、"头脑风暴""演示模式""甘特图""上钻和下钻"等高级功能（3-7）。

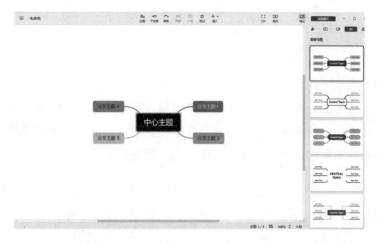

图 3-7 XMind 界面

（3）FreeMind FreeMind 是一套由 Java 撰写而成的完全免费的思维导图软件，它可将每一个环节用图形表示，透过将思路图形化、结构化，帮助我们了解整个作业流程。与 Xmind 相比，它们都是免费、开源、基于 Java 的 FreeMind 是完全免费的，支持"根节点"上插入"父节点"，节点支持 html 代码，另外，FreeMind 更简约，启动和运行速度更快（图 3-8）。

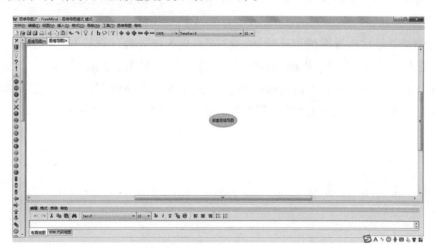

图 3-8 FreeMind 界面

【案例 3-3】利用思维导图表述本教材的知识框架。

做思维导图，我们可以选择免费的思维导图软件，这里以 FreeMind 为例来做以说明。

1. 首先，以课程名称"医药信息检索"为内容建立根节点。

2. 以章名称建立二级节点，以节名称建立三级节点……依次向下，节点级数越多，内容表述就越详尽。

3. 思维导图完成后，保存导出即可。

【案例 3-4】利用思维导图做笔记。

用思维导图做笔记可以帮助学生认识、理解和掌握知识，构建清晰、完整的认知结构，为思维迁移、思维拓展做准备。做笔记时，我们以某一个知识点作为根节点，再以知识点的具体内容构建其他节点。节点内容尽可能用简洁明了、概括性强的关键词，让人一目了然，尽量不用长篇累牍的语句。初学阶段，可以先用传统方式做笔记，课下再做整理。

任务 对欲申报课题预查新

一、任务描述

预查新是申请人自己所做的查新，即在课题立项申报或开题之前进行的预检索。

该任务能让我们在课题立项申报之前，通过对选题的预查新，全面了解课题的国内外研究现状，熟悉研究背景，达到选题的新颖性、先进性及可行性目的，避免重复研究，提高科研水平。

二、操作步骤

如申报市级科研课题"胃癌癌前病变及胃溃疡患者血清三叶肽水平的研究"，需达到国内领先水平，预查新步骤如下。

1. 选择数据库 如万方数据，则在地址栏输入"www. wanfangdata. com. cn"，进入主页，选择高级检索。

2. 确定检索词 胃癌；胃癌癌前病变；胃溃疡；三叶肽。

3. 选择检索途径 利用主题词途径检索。

4. 制定检索策略 如胃溃疡 AND 三叶肽；胃癌 AND 三叶肽；胃癌癌前病变 AND 三叶肽；胃癌癌前病变 AND 胃溃疡 AND 三叶肽。

5. 检索 检索结果显示：胃溃疡与三叶肽，27 篇，近 5 年 8 篇；胃癌与三叶肽，28 篇，近 5 年 7 篇；胃癌癌前病变与三叶肽，4 篇；胃癌癌前病变与胃溃疡与三叶肽，0 篇。

6. 分析文献 通过检索获取的国内文献信息，对比分析自己的研究，确定自己研究工作的主要特点与创新点，找准课题思路，进行合理的科研设计，从而有益于申报立项成功。

项目四 医学论文的写作

PPT

知识准备

医学论文是医学科学研究成果的文字概括和医学实践经验的书面总结。它是以医学及有关的现代科学知识为理论指导，将医学工作者在医疗、科研、教学等工作实践中的新技术、新方法、新观点、新进展等，经过归纳、分析、总结与推理等科学思维过程，以文字的形式表达出来，用以学术会议上交流、学术刊物上发表或其他用途。

一、医学论文的体裁

医药论文根据文章的研究内容及资料内容、论述体裁、写作目的等方面的不同，可分为多种类型。

（一）按照研究内容分类

1. 调查研究 对医药卫生实践的某个方面，通过亲身临床调查，对所获得的一手材料进行剖析、研究，从中发现问题、分析问题、解决问题，得出结论。如"某种药物临床反应的调查报告"。

2. 实验研究 作者通过做实验，对实验的手段、过程、现象以及实验的发现进行详细观测和系统的分析、归纳，找出其新的规律，并进行理论上的探讨或论证的科技学术的论文。如"藤茶双氢杨梅树皮素联合环磷酰胺抗肿瘤作用研究"。

3. 实验观察 研究者在整个研究过程中，不施加任何干预措施，仅对研究对象的某些特征进行观察并搜集资料的研究。如"辛伐他汀药理作用及临床应用效果观察"。

4. 资料分析 运用既往的相关资料进行统计学分析的研究。

（二）按照论文体裁分类

1. 论著 是指在总结基础医药学理论、临床医学试验和现场调查等方面具有显著成果的论文，多为医药学领域前瞻性研究类论文，能代表一定的学术水平。内容包括医药学实验研究、临床病例分析、临床用药疗效观察等。

2. 研究简报 对某一有价值或有苗头的重要研究的初步成果而撰写的简短论文，主要目的是争取首报权。它既是重要研究成果的缩写报告，也是重要学术论著的预报。

3. 经验交流 对一定时期内积累的临床资料经回顾性分析、整理而撰写的论文。包括临床资料分析、病例报告、病案讨论等。

4. 文献综述或学术评论 作者在搜集某方面情报资料的基础上，根据某一专题研究或学术问题所掌握的历史背景、研究现状、前景展望、争论焦点、已经解决或尚未解决的问题，结合自己工作实践中总结的观点或评论而撰写成的论文。它可以帮助医务工作者在短时间内了解某方面的研究概况、存在的不足和今后的展望等。

（三）按照写作目的分类

1. 学术论文 是对医药科研的成果、理论性的突破、科学实验或技术开发中的新成就等方面的分析总结，从而作为信息交流的一种形式。

2. 学位论文 学位申请者为申请授予某种学位而撰写的学术论文，是考核、评审申请者科研水平的重要依据，例如学士学位论文、硕士学位论文、博士学位论文。

3. 毕业论文 医药专业毕业生在即将完成学业前，以某一专题文章的形式将自己的学术水平和学习成果进行总结，供教师或评审者用来评价其学业的文章。

二、医学论文的基本格式和规范要求

（一）医学论文的基本格式

基本格式依次为标题、作者及作者单位、摘要、关键词、中图分类号、文献标识码、前言、材料与方法、结果、讨论、结论和参考文献。

1. 标题 文题字数不宜超过 20 个汉字，避免使用不常见的缩略词、符号、代号、公式等，尽量不用标点符号和副篇名。

2. 作者署名 署名者可以是个人或团体，内容包括作者姓名、工作单位、邮编。署名一般不超过 5 人，按对论文贡献大小排名。

3. 摘要 是对论文内容准确扼要而不加注释和评论的简短陈述。论著中需附中、英文摘要，一般置于文题和作者署名之后、正文之前。多为结构式摘要，包括研究目的、方法、结果、结论四部分。以第三人称语气表述，不分段落，不引用文献，不加小标题、不举例证。篇幅以 300 字左右为宜，避免使用图表、数学公式、化学结构式等。

4. 关键词 一篇论文应选取 3~5 个，词之间用分号隔开，词末不加标点符号。

5. 中图分类号 按照《中国图书资料分类法》或《中国图书馆图书分类法》著录分类号，涉及多学科的论文可给出多个分类号，主分类号排列第一。

6. 文献标识码 "中国学生期刊（光盘版）检索与评价数据范围"设置了 A、B、C、D、E 五种文献标识码。A——理论与应用研究学术论文（包括综述报告）；B——实用性技术成果报告（科技）、理论学习与社会实践总结（社科）；C——业务指导与技术管理性文章（包括领导讲话、特约评论等）；D——一般动态性信息（通讯、报道、会议活动、专访等）；E——文件、资料（包括历史资料、统计资料、机构、人物、书刊、知识介绍等）。

7. 前言 又称引言、导言，简明扼要介绍所研究问题的历史背景、主旨、目的和意义，提出观点和要解决的问题等内容。字数一般 200 字左右。

8. 材料与方法 这部分内容主要解决"用什么做和怎样做"的问题。内容包括研究使用的对象和材料、研究手段和过程。

9. 结果 是医学论文的核心部分。一般不加分析、评论、评价内容。

10. 讨论 主要是对实验观察结果或调查结果做出理论性分析。是以结果部分为基础和线索进行分析和推理，表达作者在结果部分所不能表达的推理性内容。

11. 结论 是论文最后的总体结语，主要反映论文的目的、解决的问题和最后得出的结论。

12. 参考文献 是在研究过程和论文撰写时所参考过的有关文献。列出参考文献时，作者不超过 3 人的，全部列出，姓名之间用逗号隔开；超过 3 人的，只著录前 3 名，其后加"，等"或"，et al"。论文标题后标上文献类型标识（表 4-1）。

表 4-1 参考文献类型标识

文献类型	专著	论文集	期刊	学位论文	报告	标准	专利
标识	M	C	J	D	R	S	P

（二）常见医学论文参考文献格式

1. 引用期刊的参考文献列出格式

［序号］作者．题名［J］．刊名，出版年，卷（期）：起止页码．

2. 引用专著（书籍）的参考文献列出格式

［序号］著者．书名［M］．版次（第一版可不写）．出版地：版者，出版年．

三、医学论文的表达方法

1. 标题的层次 标题层次的编号按照《科学技术报告、学位论文和学术论文的编写格式》国家标准（GB7713–1987）的规定。标题层次划分一般不宜超过3级，如：

第一级标题 1

第二级标题 1.1

第三级标题 1.1.1

2. 数字的表达 凡有计数意义的数量、年份、时刻等均使用阿拉伯数字。年份不能简写。尾数零多则可改写成以万、亿为单位，如87000可写成8.7万。

3. 插图与表格 插图有示意图、流程图、曲线图、柱形图、照片图等。每幅图都需要有图序和图题，图序与图题之间空一格，置于图的下方。对于图上读者难懂的部位可标上箭头、星号或其他标志。病理图片要求注明染色方法和放大倍数。

表格一般采用三线表。表格上方居中为表序和表题，下方为表注，表内文字左对齐，数字右对齐且小数位数应保持一致，无数据的用"–"表示。

任务 试就"急性心肌梗死的治疗"写一篇综述

一、任务描述

综述是指就某一时间内，针对某一专题，对大量原始研究论文中的数据、资料和主要观点进行归纳整理、分析提炼而写成的论文。综述属三次文献，专题性强，涉及范围较小，具有一定的深度和时间性，能反映出这一专题的历史背景、研究现状和发展趋势，具有较高的情报学价值。

该任务能让我们学会收集、查阅、整理、提炼文献，掌握研究的最新动态。

二、写作步骤

1. 选题 选题是撰写论文的第一步。如"急性心肌梗死的治疗研究进展"。

2. 查阅文献，整理资料 利用网络数据库或期刊查阅近几年对于治疗"急性心肌梗死"这一疾病的文献，了解该领域的进展和动态，分析药物溶栓治疗、经皮冠脉介入治疗等，为该疾病探讨最佳治疗方案。

3. 精心构思 构思是指围绕论文的主题合理地组织好论文内容结构的思维过程，需要根据写作目的和范围，反复推敲，布局谋篇，总结提炼。

4. 拟定提纲 参考论文的写作格式，拟定写作提纲，如题名、前言、方法、结构、讨论或展望、参考文献等。

5. 初稿，修改定稿 初稿可根据要求按写作格式及提纲完成，应尽量全面、丰满。论文修改应反复推敲初稿，从论文的基本观点、主要论据是否成立，结构是否合理，结论是否正确，还有文字语句的表达等是否规范。论文格式也应与拟投期刊的要求相符。

目标检测

答案解析

一、选择题

1.《中国期刊全文数据库》检索项"主题"所指正确的是（　　）
    A. 篇名、关键词、摘要
    B. 篇名、关键词、摘要、刊名
    C. 篇名、关键词、摘要、作者
    D. 篇名、关键词、摘要、刊名、作者

2.《中国期刊全文数据库》高级检索界面下每个检索项中两个词之间可进行的组合正确的是（　　）
    A. 并且、或者、不包含
    B. 逻辑与、逻辑或、逻辑非
    C. 并且、或者、不包含、同句
    D. 并且、或者、不包含、同句、同段

3. 以下哪项不是网络信息资源的特点（　　）
    A. 存储方便   B. 信息不真实
    C. 共享程度高   D. 表现形式多样化

4. 布尔检索中，逻辑"与"用（　　）来表示
    A. +   B. －   C. 空格   D. OR

5. 高级检索中，用（　　）表示搜索结果局限于某个具体网站或者网站频道
    A. site   B. link   C. inurl   D. filetype

6. 下列不是医学专业搜索引擎的是（　　）
    A. MedSite   B. Med Engine   C. HealthAtoZ   D. NSTL

7. 用 Google 准确搜索中国医科大学临床专业有关资料应使用（　　）
    A. 中国医科大学＋临床专业   B. 中国医科大学临床专业
    C. "中国医科大学临床专业"   D. 中国医科大学　临床专业

8. 中国生物医学文献数据库的英文缩写是（　　）
    A. CBMdisc   B. GBMdisc   C. ZGBMdisc   D. CGBMdisc

二、思考题

1. 你平时需要什么信息？通过什么途径获取信息？说说你获取信息的过程。
2. 你是怎样甄别信息的？
3. 获取到的信息怎样有效地保存和管理？
4. 简述网络信息资源有哪些不同的分类。
5. 使用百度搜索有关心脏病防治方面的网页。

书网融合……

本章小结

题库

模块二　中文文献检索

PPT

◉ 学习目标

　　通过本模块学习，重点掌握常用中文文献资源库的使用方法及其产品概况和检索体系。

　　学会根据课题需要，选取适当的检索方式和检索式进行检索，并能对检索结果进行总结分析。

　　具有阅读课题相关文献，并完成综述的能力。

项目五　　在 CNKI 上查找关于肝炎防治的文献

知识准备

一、简介

　　中国基础设施工程（China National Knowledge Infrastructure，CNKI）由清华大学、清华同方发起，始建于 1999 年 6 月。目前已建成世界上全文信息规模最大的 "CNKI 数字图书馆"，主要包括知识创新网和基础教育网。知识创新网设有国内通用知识仓库、海外知识仓库、政府知识仓库、企业知识仓库、网上研究院和中国期刊网。涵盖我国自然科学、工程技术、人文与社会科学期刊、博硕士论文、报纸、图书、会议论文等公共知识信息资源。其主要数据库产品有中国期刊全文数据库、中国优秀博士硕士论文全文数据库、中国重要报纸全文数据库、中国基础教育知识仓库、中国医院知识仓库、中国重要会议论文全文数据库和中国企业知识仓库等。覆盖自然科学、工程技术、农业、哲学、医学、人文社会科学等各个领域。按学科范围分为医药卫生科技辑、信息科技辑等 10 个不同专辑，共 168 个专题文献数据库。医药卫生科技辑收录生物医学全文期刊千余种，涵盖基础、临床医学、药学、生物各学科。更新频率：CNKI 中心网站及数据库交换服务中心每日更新（每日以上千篇甚至上万篇文献递增）；各镜像站点通过互联网或卫星传送数据可实现每日更新；专辑光盘每月更新；专题光盘年度更新。阅读该库电子期刊全文必须使用 CAJ Viewer 或者 Acrobat Reader 浏览器，该浏览器可免费下载。

二、检索操作界面介绍

1. 登录方式　登录网站 www.cnki.net 进入首页检索界面（图 5 - 1）。中文网站名称为 "中国知网"。检索框左侧可选择相关文献分类。上方可选择资源类型。

　　由于 CNKI 的全文数据库均为收费检索数据库，购买了使用权的用户可以从中国期刊网中心网站注

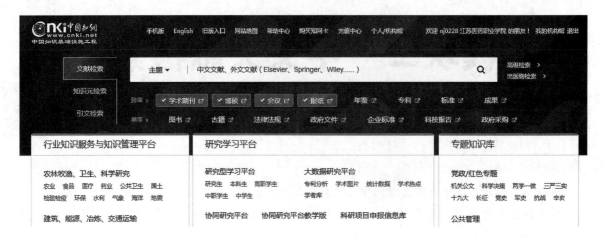

图 5 - 1　CNKI 首页

册得到账号和密码。在首页填入正式注册的账号和密码，选中购买了使用权的全文数据库，即可进入全文数据库检索界面。现在大多数高校图书馆都购买了使用权，只要在学校 IP 地址范围内一般都可以进行免费浏览和下载。中国期刊全文数据库为用户提供了多个检索功能入口界面的右上角部分，分别是基本检索、高级检索、专业检索、作者发文检索、句子检索、一框式检索、出版物检索、跨库检索。在这些检索结果的基础上还分别为用户提供了可更进一步的二次检索。

2. 基本检索　登录系统后，系统默认的主页界面为基本检索界面，主要提供主题、全文、篇名、作者、单位、关键词、摘要、参考文献、中图分类号、文献来源等 10 个检索途径，该检索方式能够进行快速方便的检索，适用于简单课题检索或不熟悉多条件组合检索的用户，它为用户提供了详细的导航以及最大范围的选择空间。但是，其检索结果有很大的冗余，专指性不强，查准率较低，还需配合二次检索或高级检索提高查准率。值得注意的是，在基本检索中不能使用逻辑组配符进行检索（图 5 - 2）。CNKI 中的主题选项，不同于 CBM 中的主题词，注意区别。

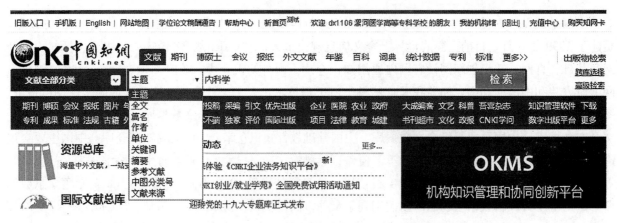

图 5 - 2　CNKI 基本检索界面

3. 高级检索　是通过逻辑关系的组合进行的快速查询方式。点击检索框右侧链接，进入"高级检索"检索方式（图 5 -3）。可在多个检索框中输入检索词，并选择字段之间的逻辑关系词（并且、或者、不包含）。同时在"高级检索"标签的右侧还给出了"专业检索""作者发文检索""句子检索""一筐式检索"。

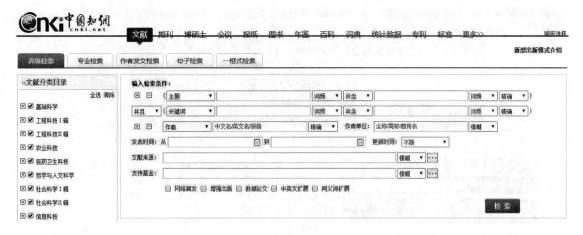

图 5 – 3 CNKI 高级检索界面

4. 专业检索 自由构建检索表达式进行检索。可以参看网页上的说明和举例。专业检索表达式语法，具体请参看 http：//kns. cnki. net/kns/help/help. aspx? helpType = zhuanye&url = help_ yufa. htm。

5. 作者发文检索 通过作者姓名、单位等信息，查找某作者或某机构发表的全部文献及被引用、下载情况。

6. 句子检索 通过用户输入的两个检索词，查找同时包含这两个词的句子。由于机制中包含了大量的事实信息，通过检索句子可以为用户提供有关事实问题的答案。句子检索的检索结果以摘要的形式展示，并将关键词在文章中出现的句子摘出来，起到解释或回答问题的作用。

7. 一框式检索 集各种资源为一体的检索。比如选择数据源为"文献"进行检索时，默认在期刊、硕博士学位论文、会议、报纸、年鉴等各库中同时进行检索。

8. 出版物检索 点击首页检索框右侧链接，进入"出版物检索"页面（图 5 - 4）。首先在搜索栏上方下拉"出版来源导航"，选择期刊、学位授予单位、会议、报纸、年鉴和工具书的导航系统。然后可以通过左侧导航栏，也可以通过检索框检索相关出版物。检索框左侧下拉可设定检索途径。

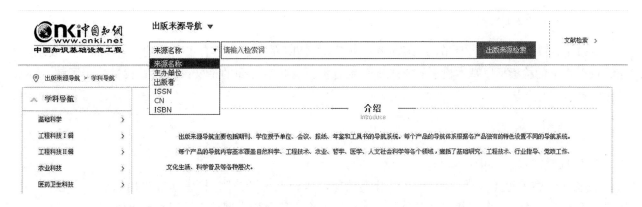

图 5 – 4 CNKI 出版物检索界面

9. 跨库检索 点击首页检索框右侧链接，点击"跨库检索"按钮（图 5 - 5），系统会显示期刊、教育期刊、特色期刊、博士、硕士、国际会议、国内会议、报纸、年鉴、专利、标准、成果、学术辑刊等数据库产品让用户进行选择，然后进行检索。

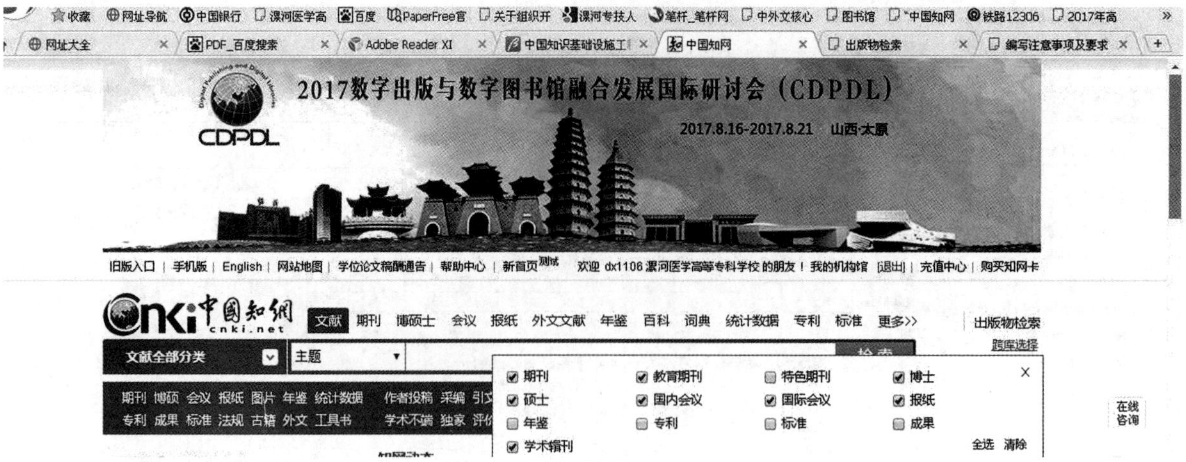

图 5 - 5　CNKI 跨库检索界面

10. 结果处理

（1）二次检索　在检索结果范围内设置新的检索条件，进一步用"在结果中检索"缩小范围。检索要注意检索词的扩展，比如同义词，近义词，上位词，下位词的应用可以扩大查全率

（2）查看题录　在全文数据库中检索到结果后，点击篇名就可得到文献的题录文摘信息。

（3）保存题录　可在检索出的结果列表前的方框中选中所需篇名，并保存下来。

（4）下载全文　可选择用"CAJ 全文浏览器"或"PDF"格式打开全文。

（5）知识网络链接　可通过点击作者、机构、关键词、引文链接、被引链接和同类文献链接到相关文献。

任务一　应用基本检索查询关于"肝炎防治"的文献

一、任务描述

通过上面"知识准备"环节的简单介绍，大家对 CNKI 的检索体系有了初步的了解。本任务要求大家通过首页上的检索框以基本检索的方式查找到有关肝炎防治方面的论文，通过查找进一步了解 CNKI 检索的基本操作步骤。

二、操作步骤

1. 地址栏输入 "www. cnki. net"，进入主页。

2. 资源类型采用默认"文献"，文献分类选择"医药卫生科技"，检索途径采用默认"主题"。主题是一个复合字段，包含"篇名、关键词、摘要"三个字段。检索框输入："肝炎　防治"。

3. 点击"检索"，获得初次检索结果（图 5 - 6）。主题相关度排序是根据检索结果与检索词的相关程度进行排序，相关程度越高的排的越靠前；发表时间排序是按照文献最新发表或最早发表先后顺序排序，可实现学术跟踪。

另外，检索结果还可以根据学科、发表年度、研究层次、作者、机构、基金等方面进行分组浏览。根据学科进行分组浏览，可以根据学科类别，查看该学科下的所有文献；利用发表年度进行分组浏览，可以了解某一主题各年度发表文章的数量，掌握该主题研究成果随时间变化的趋势，从而进一步分析出所查主题的未来研究热度和走向；根据研究层次进行分组浏览，可以查到相关的国家政策研究、工程技

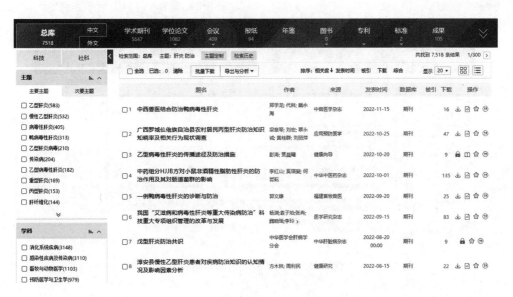

图5－6　CNKI初次检索结果界面

术应用成果、行业技术指导等，实现对整个学科领域全局的了解；根据作者进行分组浏览，可以帮助找到该领域的学术专家、学科带头人；根据机构进行分组浏览，可以帮助查找在该领域有价值的研究单位，全面了解研究成果在全国的全局分布，跟踪重要研究机构的成果；根据基金进行分组浏览，可以将研究过程中获得的基金资助课题文献按照资助基金名称进行分组，帮助了解各级机构对该领域的科研投入情况，便于对口申请课题。

4. 在检索框中输入"预防　治疗"，点击"结果中检索"。查看获得的检索结果（图5－7）。

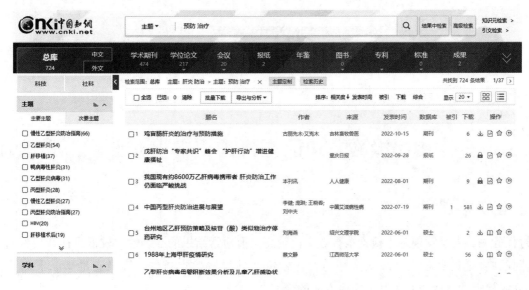

图5－7　CNKI二次检索结果界面

5. 在检索框中输入"指南　解读"，再次点击"结果中检索"。点击排序栏"发表时间"，查看获得的检索结果（图5－8）。

6. 选择你认为相关度最高的几篇文章，点击查看题录摘要，认为有价值的文献，点击"CAJ下载"，或者"PDF下载"，下载全文阅读（图5－9）。下载的文件需要在相应的浏览软件 CAJ Viewer 或 Acrobat Reader 里打开。在这两种软件里可以用工具栏或菜单完成复制、取图、打印以及 OCR 识别等操作。

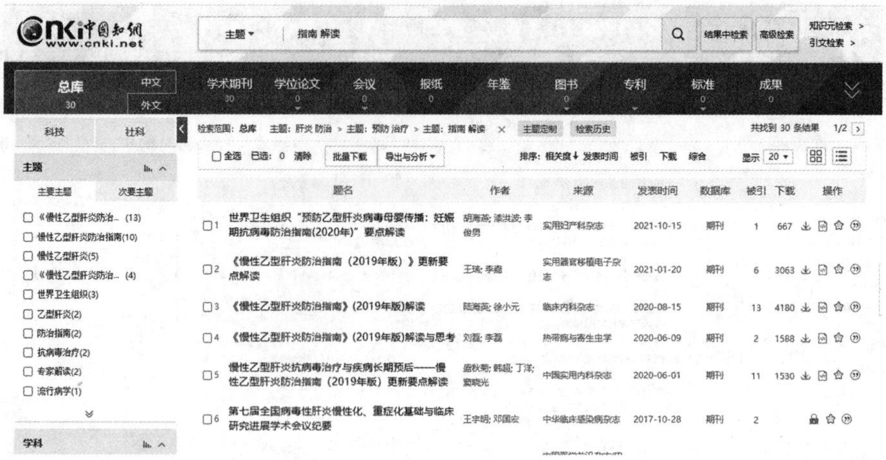

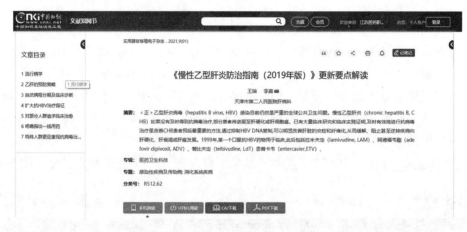

图 5-8 CNKI 三次检索结果界面

图 5-9 CNKI 查看结果界面

7. 整理相关文献，形成检索综述。

任务二 应用高级检索功能查找关于"肝炎防治"的文献

一、任务描述

通过任务一，大家发现基本检索执行效率比较高，但检索结果的准确性比较低，往往要经过多次检索，才能找到合适的文献。高级检索则能够比较灵活地设置检索条件，提高查准率。下面我们运用 CNKI 的高级检索功能查找有关肝炎防治方面的论文。

二、操作步骤

1. 地址栏输入"www.cnki.net"，进入主页。

2. 点击基本检索界面右方的"高级检索"按钮，进入高级检索界面。然后资源类型采用默认"文献"，文献分类选择"医药卫生科技"，检索途径采用默认"主题"。首先选择第一个组合主题"肝炎"并含"防治"，其次选择第二个组合主题"预防"并含"治疗"，再次选择第二个组合主题"指南"并含"解读"，最后点击"检索"，获得比较精确的检索结果（图 5-10）。这个检索结果和通过基本检索得到的结果相比可以发现，利用基本检索查找有关肝炎防治方面的论文能够查询到 9423 条数据，这些数据有很多与肝炎防治的相关性不是太大，是冗余无用的数据；利用高级检索得到的有关肝炎防治方面的文献 15 篇，这些文献与肝炎防治的相关度非常高；这就说明通过高级检索得到的检索结果的准确性远远高于利用基本检索得到的检索结果。

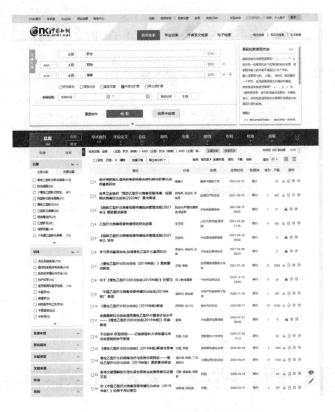

图 5 - 10　CNKI 高级检索结果界面

3. 选择你认为相关度最高的几篇文章，点击查看题录摘要，认为有价值的文献，点击"CAJ 下载"，或者"PDF 下载"，下载全文阅读。

4. 整理相关文献，形成检索综述。

如果需要进行二次检索，其操作方法与基本检索步骤相同。二次检索可根据需要多次执行，这样可以缩小检索范围，使检索结果越来越靠近自己想要的结果。同时还可以通过其他相应的限定条件进行再次检索，从而进一步缩小检索范围，提高查准率。

任务三　了解其他检索方式的使用以及检索结果的输出与原文获取

一、任务描述

通过利用 CNKI 的基本检索和高级检索功能查找有关"肝炎防治"方面文献的检索过程可以发现，CNKI 的基本检索查准率比高级检索的查准率要低得多。而在 CNKI 诸多检索功能中还有能够根据用户自己的需求组合逻辑表达式进行更加精确检索的专业检索入口，下面我们就用 CNKI 的专业检索查找"肝炎防治"方面的文献。

二、操作步骤

1. 地址栏输入"www.cnki.net",进入主页。

2. 点击高级检索界面右方的"专业检索"按钮进入专业检索界面。然后资源类型采用默认"文献",文献分类选择"医药卫生科技",在检索框内输入:SU = 肝炎 * 防治 AND AU = 王瑞,最后点击"检索"(图5 - 11),获得有关孟庆华撰写的有关肝炎防治方面的文章(图5 - 12)。

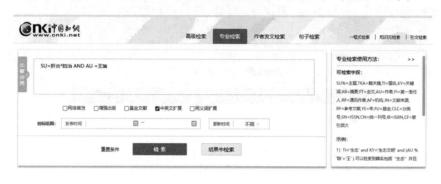

图 5 - 11 CNKI 专业检索式界面

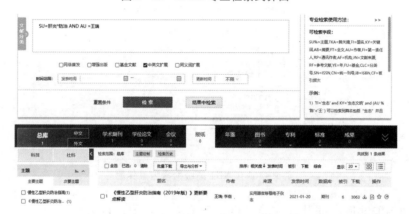

图 5 - 12 CNKI 专业检索结果界面

3. 选择你认为有价值的或者相关度较高的文献,然后根据需要对检索结果进行处理,其处理方式有在线阅读、下载、打印、分享、收藏、关注和导出参考文献等。

(1)阅读 检索步骤完成后,在界面的浏览区内会显示出所有满足条件的记录,但经常会由于检索结果较多,不能全部显示,这时可利用页面上的翻页功能键或跳转功能键直接跳转到指定的页码进行浏览有关记录。若想了解某条记录的基本情况,可点击该条记录的篇名,在页面跳转后重新打开新的页面会显示该条记录的篇名、作者、作者单位、刊名、关键词、摘要、参考文献等项内容。点击刊名可进一步浏览本系统收录的该刊的所有文章,点击年期号则可浏览本期的所有文章;引文网络可以看到该篇文章的引证文献、同被引文献、共引文献、参考文献、二级参考文献和二级引证文献,这些文献都能够通过点击链接进行查看、下载、打印;参考引证图谱可以查看关联作者和相似文献。若想阅读该篇文章的全文,可以点击"手机阅读"或者"HTML阅读"。

(2)下载 全文下载提供两种格式的文件下载,一是 CAJ 格式,一是 PDF 格式,直接点击下方的"CAJ下载"或"PDF下载"即可下载全文。

(3)打印 点击"打印"按钮,可以直接打印该页面的相关信息,但是不能打印全文。想要打印全文,需要下载全文后才能打印。

（4）分享　点击"分享"按钮，可以把这篇文章直接分享到新浪微博、腾讯微博、开心网、豆瓣网、网易微博。

（5）收藏和关注　点击"收藏"按钮，可以直接把该篇文献直接收藏到你的电脑，以方便下次浏览。点击"打印"按钮，表示你要关注该篇文献，同时会把该篇文献存放在你的个人账户里，以方便你随时查看。

（6）导出参考文献　点击"导出参考文献"按钮，系统会把该篇文献以参考文献的标准格式或常用文献管理软件格式进行导出文本文档，也可以导出到 Excel 或 Word 文档中。导出时可以选择默认字段，也可以自定义导出的字段。

任务四　利用知网研学（原 E - study）建立肝炎学习写作单元

一、任务描述

通过任务一、任务二和任务三，大家学会利用 CNKI 进行查找自己所需的信息资源，下面再给大家介绍 CNKI 中数字化学习与研究平台知网研学（原 E - study）的使用方法。本任务主要是利用知网研学（原 E - study）建立肝炎学习写作单元，从而达到帮助我们如何利用知网研学（原 E - study）管理自己的科研文献，撰写高质量的文章，顺利投稿发表论文的目的。

二、操作步骤

1. 地址栏输入"www. cnki. net"，进入主页。然后在主页最下方"软件产品"列表点击"知网研学（原 E - study）"进入下载页面，把该软件下载到你的电脑中，然后按照提示进行安装。

2. 用户第一次使用必须进行注册，按照系统提示一步一步操作进行注册，然后登录系统（图5 - 13）。该系统是一款非常强大的科研管理工具，它通过科学、高效地研读和管理文献，以文献为出发点，理清知识脉络、探索未知领域、管理学习过程，最终实现探究式的终身学习。它是基于全球学术成果，为读者提供面向研究领域或课题，收集、管理学术资料，深入研读文献，记录数字笔记，实现面向研究主题的文献管理和知识管理；实现在线写作，求证引用，格式排版，选刊投稿，为您提供与 CNKI数据库紧密结合的全新数字化学习体验。

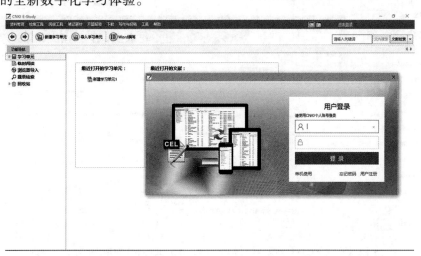

图 5 - 13　CNKI　知网研学（原 E - study）的主界面

3. 新建一个学习单元 首先新建一个"肝炎"学习单元，然后在右上方检索框内输入"肝炎"，点击"文献检索"下拉列表中的"CNKI 总库检索"，检索有关 "肝炎"方面的文章，根据检索到的有关肝炎方面的文献，根据文献相关度选择自己需要的文献然后可以直接把这些文献导入到"肝炎"这个学习单元中（图 5 – 14）。

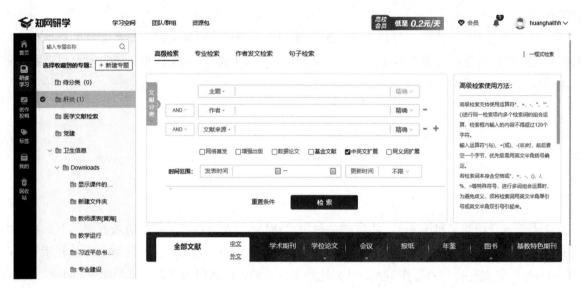

图 5 – 14　CNKI 知网研学（原 E – study）的检索界面

4. 论文撰写 对已经导入到学习单元中的文献进行深入研读，可以凭借"重要度"和"阅读进度"对已经研读过的文献进行标注，也可以通过下方的文献推送了解和研读文献有关联的参考文献和引证文献（图 5 – 15），点击每一篇文献可借助"高亮""下划线""添加笔记""选择图像""选择文本""文字识别"等阅读工具深入研读（图 5 – 16），也可以在"阅读工具"同时选择多篇文献进行对比阅读（图 5 – 17），通过对比阅读，然后可以利用 word 文档随时记录下自己需要的信息和自己的想法，最终完成有关"肝炎"论文的撰写。

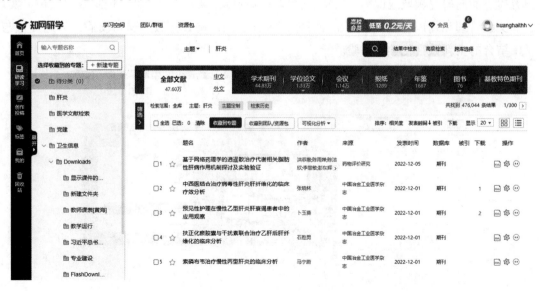

图 5 – 15　CNKI 知网研学（原 E – study）文献标注和扩展阅读界面

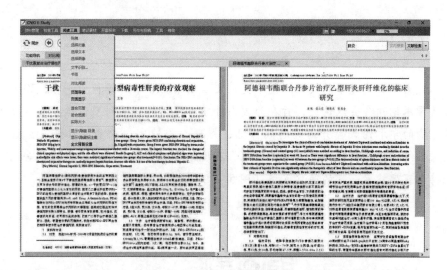

图 5 – 16 CNKI 知网研学（原 E – study）阅读工具界面

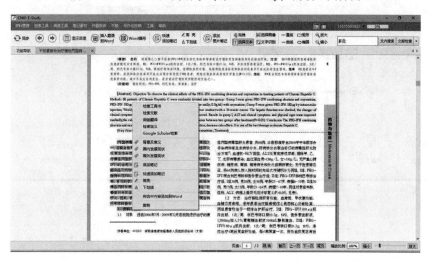

图 5 – 17 CNKI 知网研学（原 E – study）的对比阅读界面

5. 论文投稿 论文撰写完成后，点击"写作与投稿"，进入"选择出版物投稿"，然后根据文章内容选择相关出版物进行投稿（图 5 – 18）。

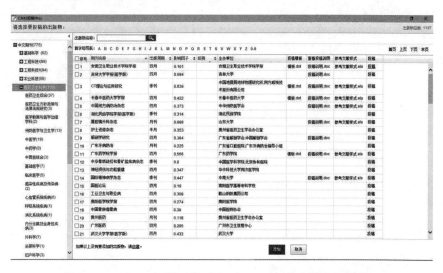

图 5 – 18 CNKI 知网研学（原 E – study）的出版物投稿界面

知识链接

百度学术

　　百度学术搜索是百度旗下的提供海量中英文文献检索的学术资源搜索平台，2014年6月初上线。涵盖各类学术期刊、会议论文，旨在为国内外学者提供最好的科研体验。百度学术搜索可检索到收费和免费的学术论文，并通过时间筛选、标题、关键字、摘要、作者、出版物、文献类型、被引用次数等细化指标提高检索的精准性。百度学术搜索频道还是一个无广告的频道，页面简洁大方保持了百度搜索一贯的简单风格（图5－19）。

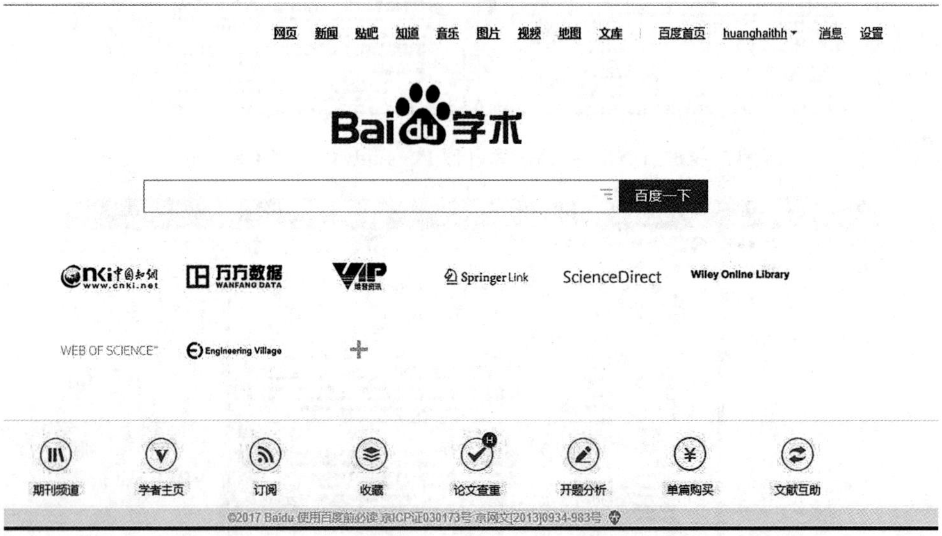

图 5 – 19　百度学术界面

项目六　万方数据知识服务平台、维普期刊资源整合服务平台

知识准备

一、万方数据知识服务平台简介

万方数据知识服务平台是大型中文科技信息服务平台，内容涉及自然科学和社会科学各个领域，包括期刊、学位论文、会议、外文文献、专利、法规、标准、成果、图书等各类数据资源，收录了 1998 年以来国内出版的各类期刊 8000 余种，其中核心期刊 3300 余种，涵盖了自然科学、工程技术、医药卫生、农业科学、哲学政法、社会科学、科教文艺等各个学科。期刊论文是万方数据知识平台的重要组成部分，收集了多种科技及人文和社科科学期刊的全文，基本包括了中国科技论文与引文数据库中科技类和社科类统计源的核心期刊。

二、万方数据知识服务平台检索操作界面面介绍

1. **登录方式**　登录网址 www.wanfangdata.com.cn 进入网站首页。中文网站名称为"万方数据知识服务平台"。如图 6 – 1 所示。

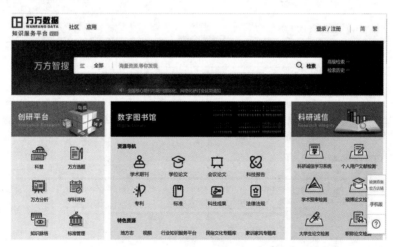

图 6 – 1　万方数据知识服务平台首页

2. **快速检索**　系统在主页提供的检索词输入框即是快速检索（图 6 – 2），默认在学术论文范围内快速检索文献。提供题名、关键词、摘要、作者、作者单位等 5 个检索途径。

3. **跨库检索**　提供高级检索、专业检索和作者发文检索三种检索模式。

（1）高级检索　系统默认为三个检索框，通过点击"＋"和"－"图标来增加或减少检索框的数量，每个检索框都可以通过下拉菜单选择检索字段，有模糊和精确两种检索词检索方式供选择。可以同时选择所需文献类型和限定文献发表时间。如图 6 – 3 所示。

（2）专业检索　系统提供检索式输入框。提供检索式输入框，输入检索字段和检索词，多个检索词之间根据逻辑关系使用"and"或"or""not"连接，构建检索表达式。支持双引号以及特定符号的

限定检索。如图6-4所示。

（3）作者发文检索　系统提供作者和作者单位检索。可以同时选择所需文献类型和限定检索时间范围。

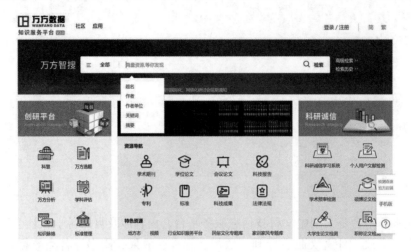

图6-2　万方数据知识服务平台快速检索检索途径

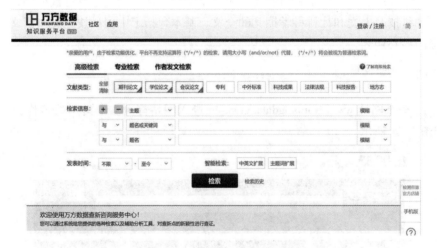

图6-3　万方数据知识服务平台查新/跨库检索界面

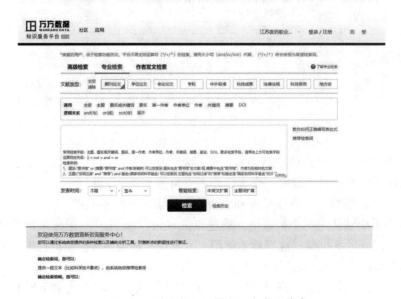

图6-4　万方数据知识服务平台专业检索

4. 知识脉络分析　知识脉络分析是针对某一学术名词或者学术问题的研究趋势进行分析的检索，用于查看所用检索词的研究趋势的历年变化，并提供与该问题密切相关的学术热词的链接供用户浏览相关文献。

5. 论文相似性检测　用于检测论文与已发表论文的相似片段。论文相似性检测服务的检索范围包括中国学术期刊数据库、中国学位论文全文数据库、中国学术会议论文数据库及中国学术网页数据库。

6. 处理检索结果

（1）显示检索结果　检索结果以文献题录列表形式显示，可选择按相关度优先、新论文优先及经典论文优先等方式进行排序，可以在检索结果列表中按学科分类、论文类型、年份、按刊分类等进行二次筛选。

（2）保存题录　在检索结果列表中，点击每篇题录下方的"导出"即可。

（3）下载全文　在文献题录下方直接点击"下载全文"即可。

三、维普期刊资源整合服务平台简介

重庆维普资讯网文期刊数据库最早由中国科技情报研究所重庆分所数据库研究中心于1989年建立，先后推出了《中文科技期刊篇名数据库》《中文科技期刊数据库》《中国科技经济新闻数据库》《外文科技期刊数据库》《中文科技期刊数据库（引文版）》《中国科学指标数据库CSI》《中文科技期刊评价报告》《中国基础教育信息服务平台》。其中《中文科技期刊数据库》收录了中国境内历年出版的中文期刊15000余种，文献总量9000余万篇。维普期刊资源整合服务平台主要包括期刊文献检索、文献引证追踪、科学指标分析、高被引析出文献及搜索引擎服务五大功能模块。

四、维普期刊资源整合服务平台检索操作界面面介绍

1. 登录方式　登录网址 http：//qikan. cqvip. com，进入维普期刊资源整合服务平台首页，默认的检索界面即为期刊文献检索，提供任意字段、题名或关键词、题名、关键词、摘要、作者、第一作者、机构、刊名、分类号、参考文献等多个检索途径。如图6-5所示。

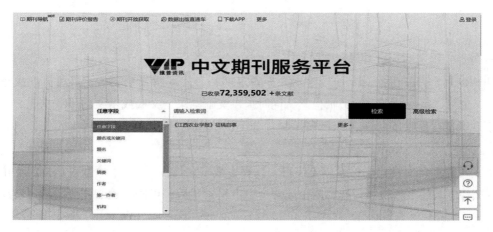

图 6-5　维普中文期刊服务平台首页

2. 高级检索　系统默认为三个检索框，通过点击"＋"和"－"图标来增加或减少检索框的数量，每个检索框都可以通过下拉菜单选择检索字段，有模糊和精确两种检索词检索方式供选择。系统的同义词扩展功能可以增加检索词的多个同义词，提高检索查全率。高级检索可以限定检索时间范围、期刊范围及学科范围。如图6-6所示。

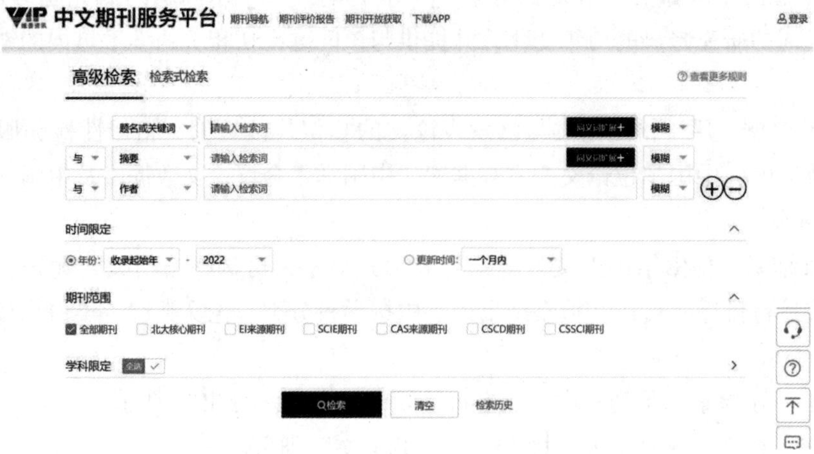

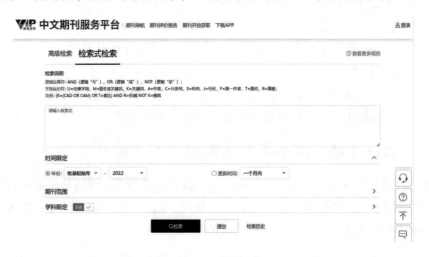

图 6 - 6　维普中文期刊服务平台高级检索

3. 检索式检索　构建检索表达式进行检索，可进行收录年限和学科范围限定。如图 6 - 7 所示。

图 6 - 7　维普中文期刊服务平台检索式检索

4. 期刊导航　提供期刊检索与浏览两种方式。

（1）期刊检索　提供刊名、ISSN 号检索某一特定期刊，找到所查期刊后，既可按期次查看该刊所收录的文章，也可以实现期刊内的文献检索，同时提供文献题录、文摘或全文的下载功能。

（2）期刊浏览　提供按期刊名称字顺、学科分类、核心期刊、国内外数据库收录、期刊地区分布等方式浏览。

5. 检索历史　系统对用户的检索历史作自动保存，最多允许保存 20 条检索表达式。点击保存的检索式可进行该检索式的重新检索，选择两个或两个以上检索式后，可进行检索式之间的逻辑组配。

6. 处理检索结果

（1）显示检索结果　检索结果以文章题录列表形式显示检索结果，可以按发表时间进行筛选。

（2）保存题录　在检索结果列表中，选择所需要文献后，点击"导出"，打开文献导出窗口，可以根据需要选择保存格式。

（3）下载全文　单击文章标题的超链接，可进入文献的细览界面，在细览界面中，系统提供在线阅读、下载全文、收藏本页及导出题录等选项。

任务一　在万方数据知识服务平台查找
"肺结核的影像诊断"方面的文献

一、任务描述

通过"知识准备"环节的简单介绍，大家对万方数据知识服务平台（Wanfang Data Knowledge Service Platform）的检索体系有了初步的了解。本任务要求大家通过首页上的快速检索进行基本检索，了解检索的基本操作步骤。

二、操作步骤

1. 地址栏输入"www. wanfangdata. com. cn"，进入主页。
2. 资源类型采用默认全部，检索途径采用默认"题名"。检索框输入：肺结核　影像诊断。
3. 点击"检索"，获得初次检索结果。
4. 点击排序栏"相关度优先"，查看获得的检索结果。
5. 选择你认为相关度最高的几篇文章，点击查看题录摘要，认为有价值的文献，点击"CAJ 下载"，或者"PDF 下载"，下载全文阅读。
6. 整理相关文献，形成检索综述。

任务二　在维普期刊资源整合服务平台查找
"肺结核的影像诊断"方面的文献

一、任务描述

在"知识准备"环节，我们除了介绍万方数据知识服务平台的检索体系之外，对维普期刊资源整合服务平台（Cqvip）也做了详细介绍，在检索的过程中，我们有时需要同样的关键词在不同的数据库中进行检索，以期获得更多更全面的文献信息。本任务要求大家通过维普期刊资源整合综合服务平台的传统检索功能进行检索，了解检索的基本操作步骤，并将检索结果与万方数据知识服务平台的检索结果相比较，找出检索结果的异同。

二、操作步骤

1. 地址栏输入"www. tydata. com"，进入主页。
2. 在首页的期刊文献检索中选择传统检索，检索入口选择"提名或关键词"，分类导航选择"医药卫生"，检索框输入"肺结核　影像诊断"。
3. 点击"检索"，获得检索结果。
4. 选择你认为相关度最高的几篇文章，点击查看题录摘要，认为有价值的文献，点击下载题录后，选择相应的文章保存
5. 整理相关文献，形成检索综述。
6. 将任务一和任务二的检索结果进行对比，比较异同。

素质提升

医籍文献助力屠呦呦发现青蒿素

2015 年 10 月 5 日，从瑞典斯德哥尔摩传来令人振奋的消息：中国女科学家屠呦呦获得 2015 年诺贝尔生理学或医学奖。1969 年，39 岁的屠呦呦临危受命担任研究抗疟新药的课题组长。她从整理历代医籍着手，四处走访老中医，编辑了以 640 方中药为主的《抗疟单验方集》。然而筛选的大量样品，对抗疟均无好的苗头。她并不气馁，经过 200 多种中药的 380 多个提取物进行筛选，最后将焦点锁定在青蒿上。但大量实验发现，青蒿的抗疟效果并不理想。她又系统查阅文献，特别注意在历代用药经验中提取药物的方法。东晋名医葛洪《肘后备急方》中称："青蒿一握，以水二升渍，绞取汁，尽服之"可治"久疟"。琢磨这段记载，她认为很有可能在高温的情况下，青蒿的有效成分被破坏了。于是她改用乙醇冷浸法，所得青蒿提取物对鼠疟的效价显著提高。接着，用低沸点溶剂提取，效价更高，而且趋于稳定。终于，在经历了 190 次失败后，青蒿素诞生了。疟疾，一个肆意摧残人类生命健康的恶魔，被一位中国的女性科学家制服了。

目标检测

答案解析

一、选择题

1. 中国知网数据库的类型是（　　）
   A. 全文数据库 　　　　　　　　　　　B. 事实型数据库
   C. 书目型数据库 　　　　　　　　　　D. 数值型数据库

2. CNKI 包含的专题文献数据库有多少个（　　）
   A. 128 　　　　　B. 148 　　　　　C. 158 　　　　　D. 168

3. 2007 年以后《中华医学会期刊电子版》依托的数据平台是（　　）
   A. 中国知网 　　　　　　　　　　　　B. 万方数据资源系统
   C. 维普数据平台 　　　　　　　　　　D. 方正数据平台

4. 医学图谱库属于（　　）
   A. 全文型数据库 　　　　　　　　　　B. 多媒体数据库
   C. 事实型数据库 　　　　　　　　　　D. 文摘数据库

5. 中国生物医学文献服务系统（SinoMed）中能检索出含有"肝炎疫苗""肝炎病毒基因疫苗""肝炎减毒活疫苗""肝炎灭活疫苗"等文献的检索式是（　　）
   A. 肝炎？疫苗 　　　　　　　　　　　B. 肝炎％疫苗
   C. 肝炎＊疫苗 　　　　　　　　　　　D. 肝炎＄疫苗

6. 《中华医学会期刊电子版》的检索方法支持的检索方式有（　　）
   A. 快速检索、高级检索、专业检索、二次检索、期刊检索
   B. 初级检索、高级检索、专业检索、期刊检索、二次检索
   C. 快速检索、简单检索、高级检索、专业检索、二次检索
   D. 简单检索、高级检索、专业检索、二次检索、期刊检索

7. 电子图书"electronic book"这一术语最早出现于（　　）

  A. 20 世纪 40 年代   B. 20 世纪 60 年代

  C. 20 世纪 70 年代   D. 20 世纪 980 年代

8. "＊"称为（　　）

  A. 通配符   B. 截词符   C. 限定检索符   D. 同句检索符

9. 检索语言主要包括（　　）

  A. 分类语言   B. 主题语言   C. 代码语言   D. 上述均是

10. 在某学科领域中所载该学科文献量大、质量高，足以代表该学科现有水平和发展方向，实际被引用率、文摘率和利用率较高的那部分期刊为（　　）

  A. 电子期刊   B. 学术性期刊   C. 核心期刊   D. 检索性期刊

11. 检索文献数据库时，下列哪种方法不能扩大检索范围（　　）

  A. 主题词加权   B. 用 OR   C. 用主题词扩展   D. 采用截词

12. 以下哪个途径是从文献的内部特征进行检索的（　　）

  A. 分类途径   B. 号码途径   C. 作者途径   D. 刊名途径

13. 下列说法中错误的是（　　）

  A. 综述是有关研究某一问题或某些问题的文章

  B. 综述是从一定时间内的大量的文献中摘取的情报

  C. 综述是对特定的问题利用有关的情报进行的综合性叙述

  D. 综述的目的是建立新知识

14. 科研论文的三大要素是（　　）

  A. 材料与方法、结果、讨论   B. 论点、论据、论证

  C. 新颖性、实用性、创造性   D. 真实、可重复、有代表性

15. 下列属于文献外表特征的是（　　）

  A. 分类号   B. 主题词   C. 文献题名   D. 关键词

16. 在机检中，布尔运算符的运算次序是（　　）

  A. OR > NOT > AND   B. NOT > OR > AND

  C. AND > NOT > OR   D. NOT > AND > OR

17. 科技文献 70% 以上来自于（　　）

  A. 期刊文献   B. 科技报告   C. 会议文献   D. 学位论文

18. 检索工具按著录方式划分，主要有（　　）

  A. 主题、著者、书名目录

  B. 综合性、专业性、专题性检索工具

  C. 目录、索引、文摘、书目之书目

  D. 手工检索工具、计算机检索工具

19. 查"肝肾联合移植或胰肾联合移植手术中的麻醉及护理"方面的文献，下列检索式中，哪一个正确的（　　）

  A. （肝肾联合移植 OR 胰肾联合移植）AND 手术 AND （麻醉 AND 护理）

  B. （肝肾联合移植 AND 胰肾联合移植）AND 手术 AND （麻醉 OR 护理）

  C. （肝肾联合移植 OR 胰肾联合移植）AND 手术 AND （麻醉 OR 护理）

  D. （肝肾联合移植 AND 胰肾联合移植）AND 手术 AND （麻醉 AND 护理）

20. 下列是二次文献的是（ ）
　　A. 百科全书　　　　　B. 综述　　　　　C. 检索工具　　　　　D. 词典

21. 常用数据库中的"基本检索"属于下面哪一种检索类型（ ）
　　A. 索引词检索　　　B. 概念检索　　　　C. 字面检索　　　　D. 扩展检索

22. 中国知网数据库的检索方式很多，需要在多个数据库中同时进行检索可以使用的检索方式是
（ ）
　　A. 跨库检索　　　　B. CNKI 搜索　　　　C. 导航检索　　　　D. 知网节

23. 中国知网数据库中提供的学科领域导航有（ ）
　　A. 8 种　　　　　　B. 10 种　　　　　　C. 12 种　　　　　　D. 13 种

24. CNKI 中学术期刊的文献更新速度是（ ）
　　A. 每月更新　　　　　　　　　　　　　B. 每周更新
　　C. 每日更新　　　　　　　　　　　　　D. 每季度更新

25. 若检索作者来自某医学院校的所有文献，检索字段（即检索项）应设为（ ）
　　A. 作者　　　　　　　　　　　　　　　B. 第一作者
　　C. 作者单位　　　　　　　　　　　　　D. 来源

26. 专利数据来源于（ ）
　　A. 国家知识产权局知识产权出版社　　　B. 国际知识产权局
　　C. 中国化工信息中心　　　　　　　　　D. 国家科技部科技评估中心

27. 在使用 CNKI 进行检索时，下列哪种检索方式可以通过编辑检索式的方式进行检索（ ）
　　A. 初级检索　　　　B. 高级检索　　　　C. 跨库检索　　　　D. 专业检索

28. 在 CNKI 中检索作者是吕润宏的文献，正确的检索式是（ ）
　　A. 吕润宏 in AU　　　　　　　　　　　B. AU＝吕润宏或者 AU＝'吕润宏'
　　C. 吕润宏 or AU　　　　　　　　　　　D. AU＝"吕润宏"

29. 维普资源数据库的类型是（ ）
　　A. 中文全文型数据库　　　　　　　　　B. 英文全文型数据库
　　C. 中文文摘型数据库　　　　　　　　　D. 英文文摘型数据库

30. 维普资源数据库的检索方式不包括（ ）
　　A. 基本检索　　　　　　　　　　　　　B. 期刊导航
　　C. 高级检索　　　　　　　　　　　　　D. 跨库检索

31. 以下哪个数据库能下载专利全文（ ）
　　A. 维普数据资源系统　　　　　　　　　B. 万方数据知识服务平台
　　C. 读览天下　　　　　　　　　　　　　D. 读秀知识库

32. 题录文摘信息不包括（ ）
　　A. 作者　　　　　　B. 篇名　　　　　　C. 文摘　　　　　　D. 全文

33. 国际上评价期刊最有影响力的一个指标是（ ）
　　A. 影响因子　　　　　　　　　　　　　B. 读者统计数据
　　C. 引文量　　　　　　　　　　　　　　D. 价格

34. 检索式"A and B"中布尔逻辑算符 and 表示 A 和 B 之间的逻辑关系是（ ）
　　A. 与　　　　　　　B. 或　　　　　　　C. 非　　　　　　　D. 都不是

35. 根据中国图书馆分类法，共把图书分成（　　）

    A. 20 类　　　　　　　　B. 21 类　　　　　　　　C. 22 类　　　　　　　　D. 25 类

36. 检索式"A or B"中布尔逻辑算符 or 表示 A 和 B 之间的逻辑关系是（　　）

    A. 与　　　　　　　　B. 或　　　　　　　　C. 非　　　　　　　　D. 都不是

37. 中国期刊全文数据库中，在检索路径"全文"输入某个检索词，是指（　　）

    A. 在任何字段出现该词的论文　　　　　　B. 全文中含有该词的论文

    C. 在文摘字段出现该词的论文　　　　　　D. 以上都不是

38. CNKI 下载的期刊论文，浏览全文必须安装（　　）

    A. IE 浏览器　　　　　　　　　　　　　B. SSreader 阅读器

    C. cajviewer 浏览器或 PDF 阅读器　　　　D. 书生阅读器

39. 在中文数据库中"在检索结果中"检索相当于（　　）

    A. 逻辑"非"　　　　　　　　　　　　　B. 逻辑"与"

    C. 逻辑"或"　　　　　　　　　　　　　D. 逻辑"加"

40. 检索式"A not B"中布尔逻辑算符 not 表示 A 和 B 之间的逻辑关系是（　　）

    A. 与　　　　　　　　B. 或　　　　　　　　C. 非　　　　　　　　D. 都不是

二、思考题

1. 检索"糖尿病防治"的相关文献。

2. 查找厦门医学院王斌教授发表的论文。

3. 统计 2007—2016 年核心期刊发表的有关"腰椎间盘突出症治疗"相关研究的论文数量。

书网融合……

本章小结　　　　题库

模块三 外文文献检索

PPT

项目七　在 PubMed 查找关于
"高血压的药物治疗"的文献

知识准备

一、PubMed 简介

PubMed 是因特网上使用最广泛的免费 MEDLINE 检索工具，提供生物医学和健康科学领域的文献搜索服务。众所周知，MEDLINE（Medical Literature Analysis and Retrieval System Online，or MEDlars on LINE，医学文献联机数据库）是当前国际上公认最权威的、使用频率最高的文摘类生物医学文献数据库，是美国国立医学图书馆（The National Library of Medicine，简称 NLM）建立的。20 世纪 90 年代，随着互联网的快速发展，美国国立医学图书馆开始通过 WWW 方式向用户提供免费 MEDLINE 数据库检索，如 PubMed 就是其中之一。

PubMed 检索系统是一个基于 WEB 的生物医学信息检索系统，是美国国家医学图书馆所属的国家生物技术信息中心（NCBI）开发和维护，也是 NCBI Entrez 数据库查询系统中之一。PubMed 数据库涉及生物医学和健康领域，以及生命科学、行为科学、化学科学和生物工程等相关学科，包括基础医学、临床医学、环境医学、营养卫生、职业病学、卫生管理、医疗保健、药学、社会医学等。截至 2022 年 8 月，PubMed 数据库收录超过 3400 万篇生物医学文献文摘。PubMed 检索系统是一个免费的生物医学文献搜索引擎，免费提供题录和摘要，不提供期刊文章的全文，但是通常会附有指向全文的链接（免费开放或付费）。它的数据库资源主要包括 MEDLINE、Pubmedcentral 和 Publisher web sites 等。MEDLINE 是 PubMed 的最大组成部分，是文献检索的主体。PubMed Central（PMC）是美国国立卫生院（NIH）免费的生命和医学期刊的电子存储库，所有期刊全文都免费开放。PubMed 系统实时更新，与 PubMed 挂钩的出版商会自动向 PubMed 提供最新的文献摘要，而往往在这个时候文献还没有正式出版。因此，PubMed 系统是世界上了解最新生物医学动态的最重要途径之一。PubMed 收录范围广、界面友好、文献报道速度快，提供有基本检索、高级检索、期刊数据库检索、主题词数据库检索等，并提供主题词智能自动转换匹配等功能。

二、登陆和使用前准备

1. 登陆方式

（1）打开浏览器，在地址栏输入网址 http://www.ncbi.nlm.nih.gov 后，进入 NCBI 主页，选择 PubMed，即可进入 PubMed 主页（图 7-1）。

（2）打开浏览器，在地址栏直接输入网址 http://www.PubMed.gov 或 http://www.ncbi.nlm.nih.gov/PubMed，即可进入 PubMed 主页。

（3）直接利用通用型搜索引擎，例如谷歌、百度等，直接在检索区输入 PubMed 即可找到 PubMed 检索的官网，再点击进入 PubMed 主页。

2. 下载全文浏览器　PubMed 全文是用 PDF 文档格式保存的，因此需要下载相关浏览器，可在 Adobe 公司的网站下载安装 Adobe Acrobat Reader 专用阅读软件，用 Acrobat Reader 提供的功能可以对 PDF 文件进行各种操作，如查找文字、复制文字、存盘、打印等。

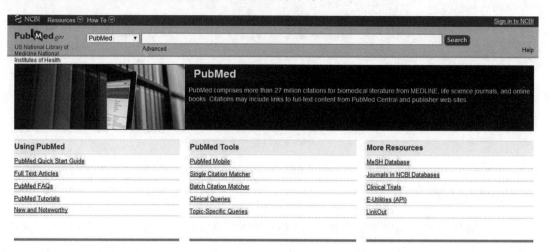

图 7 - 1　PubMed 主页

三、基本检索

与大多数国内外检索数据库的检索界面类似，PubMed 的主页即为基本检索界面（图 7 - 1）。只需在检索提问框中输入检索策略（检索内容），点击 search 或回车即可完成检索，结果将以默认的方式显示在下方。检索策略可以是任何有实质意义的词、词语等，例如主题词、副主题词、关键词、篇名、作者、刊名、ISSN、文献出版单位（机构）、出版年、出版国等等。

1. 几种常见简单检索途径

（1）检索词　直接在 PubMed 主页的检索框中键入英文单词或短语，不用区分大写或小写，然后点击 "search" 或回车，检索结果将直接显示在主页下方。例如：键入 "bone" 后点击 "search" 或回车，PubMed 便开始检索并将检索结果显示出来。

（2）著者　如果需要查询的是著作者时，在 PubMed 主页的检索框中键入著者姓氏全称和名字的首字母缩写，格式为："著者姓　空格　名字首字母缩写"，例如外国人名 Nagaraj H，Kumari RV，中国人名 Yi J，然后点击 "search" 或回车，系统会自动到著者字段去检索，并显示检索结果。

（3）刊名　在 PubMed 主页的检索框中键入刊名全称、MEDLINE 的缩写格式、ISO 缩写格式（国际标准化格式）或者 ISSN 号，例如：The American journal of nursing，或 Am J Nurs，或 1059 - 1524（ISSN 号），然后点击 "search" 或回车，系统将在刊名字段检索，并显示检索结果。

（4）日期或日期范围　可以在检索框中键入日期或日期范围，然后点击 "search" 或回车，系统会按日期段检索，并显示检索结果。日期的录入格式为 YYYY/MM/DD（年/月/日），也可以不录月份和日子。例如在检索框输入 2015/07/31，然后点击 "search" 或回车，即可检索到 PubMed 中收录的所有 2015 年 7 月 31 日发表的文献。

此外，在基本检索部分，可同时输入多个检索词，检索词之间可使用逻辑运算符进行组配来提高检索的查全率和查准率。

知识链接

逻辑组配

常用逻辑运算符包括 "AND"，"OR"，"NOT" 等。

1. "并" 用 "AND" 表示 可用来表示其所连接的两个检索项的交叉部分，也即交集部分。如果用 AND 连接检索词 A 和检索词 B，则检索式为：A AND B。表示让系统检索同时包含检索词 A 和检索词 B 的信息集合 C。

如，查找 "新型冠状病毒肺炎的诊断" 的检索式为：COVID－19（新型冠状病毒肺炎）and diagnosis（诊断）。

2. "或" 用 "OR" 表示 用于连接并列关系的检索词，或连接近义词等，便于扩大检索范围。用 OR 连接检索词 A 和检索词 B，则检索式为：A OR B。表示让系统查找含有检索词 A、B 之一，或同时包括检索词 A 和检索词 B 的信息。

如，查找 "维生素 B12"的检索式为：vitamin B12（维生素 B_{12}）or Mecobalamin（甲钴胺）。

3. "非" 用 "NOT" 号表示 用于连接排除关系的检索词，即排除不需要的和影响检索结果的概念。用 NOT 连接检索词 A 和检索词 B，检索式为：A NOT B。表示检索含有检索词 A 而不含检索词 B 的信息，即将包含检索词 B 的信息集合排除掉。

如，查找 "贫血（非缺铁性）" 的文献的检索式为：anemia（贫血）not iron deficiency anemia（缺铁性贫血）。

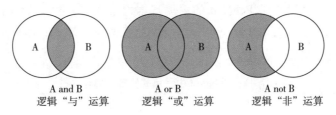

| A and B | A or B | A not B |
| 逻辑 "与" 运算 | 逻辑 "或" 运算 | 逻辑 "非" 运算 |

2. 智能化转换功能 PubMed 的基本检索具有强大的智能化转换功能，并支持多种智能检索功能，能帮助用户提高检索效率。下面介绍其中几种。

（1）支持自由词智能转换为主题词的功能 PubMed 检索系统能自动将自由词（text word）转换为 MeSH 词进行检索，从而提高检索的查全率和查准率。例如：在检索框输入 vitamin c，实际上系统将检索策略智能转换为 ""ascorbic acid" [MeSH Terms] OR（"ascorbic" [All Fields] AND "acid" [All Fields]）OR "ascorbic acid" [All Fields] OR "vitamin c" [All Fields]"（实际执行的检索策略显示在检索界面的右侧 Search Details 中）。因为 vitamin c（维生素 C）是抗坏血酸的生物活性形式，在 MESH 词表中 vitamin c 对应的主题词为 ascorbic acid（抗坏血酸），因此在 PubMed 中输入检索词 vitamin c 将智能转换为以上检索策略，代表的含义是文献中包含有 ascorbic acid 或者 vitamin c 的文献都可被检索到。换句话说，当用户输入一个非专业化的检索词时，PubMed 系统能自动的转换为专业术语词进行检索。

（2）支持智能转换为逻辑组配检索 PubMed 的基本检索支持逻辑运算符 AND、OR、NOT，分别表示逻辑与、或、非，但是要求逻辑运算符要大写，并且前后要空格。例如查找阿司匹林治疗高血压的文献，在检索提问框中输入 Aspirin AND Hypertension，代表的含义是可以检索到同时包含阿司匹林和高血压的文献。

PubMed 的第二个特点是支持智能转换为逻辑组配检索，如果用户在检索框输入多个检索词或词组，并用前后用空格分开，PubMed 检索系统能自动智能化地将检索词进行逻辑组配，从而提高检索效率。

例如，查找阿司匹林治疗高血压的文献，在检索提问框中输入 Aspirin Hypertension，检索系统，系统智能将检索词用"AND（逻辑与）"组配进行检索，后台实际检索策略变为为"（"aspirin"[MeSH Terms] OR "aspirin"[All Fields]）AND（"hypertension"[MeSH Terms] OR "hypertension"[All Fields]）"，含义是系统智能将同时含有检索词 Aspirin 和 Hypertension 的文献检索到。换句话说，当用户只输入检索词，未用逻辑符号进行组配，也没有关系，因为 PubMed 系统能自动将这些检索词进行智能组配后进行检索。

（3）支持精确检索　因为 PubMed 检索系统能智能的将自由词转换为主题词，智能的进行检索词或词组间的组配，但是某些特殊情况下，检索者不希望系统自行组配检索。因此为克服系统的智能组配导致的误检，PubMed 检索系统可以通过在检索词或词组上加上双引号进行精确检索。例如在检索框输入 Tea polyphenols（茶多酚），系统将智能组配为 Tea AND polyphenols，检索结果为 2522 条，如果将词组加上双引号，在检索框输入"Tea polyphenols"，检索结果减少为 1218 条。精确检索虽然降低了查全率，但是提高了查准率。

除了以上介绍的 3 种检索方式外，PubMed 检索系统还支持截词检索（在检索词前后加上"*"或在检索词中间加入"?"）以及字段限定检索等多种检索功能，这些功能都有利于文献检索提高查全率和查准率。具体检索方式与中文检索技巧类似，不再赘述。

四、高级检索

一般情况下，基本检索能满足用户的大部分需求，但是当检索的问题相对较为复杂时，就需要使用高级检索来提高检索效率。通过点击 PubMed 的主页基本检索框下方的"Advanced"，即可进入高级检索页面。在高级检索区可以通过多个字段设置（字段含义见表 7 - 1），并选择适当的逻辑符号连接，即可组成相对复杂的检索策略进行精确检索。

表 7 - 1　PubMed 中常用的检索字段含义表

字段名称	含义	字段名称	含义
Al Fields	所有字段	Language	语种
Affiliation	第一作者单位	MeSH Major Topic	主要 MeSH 主题词
Author	作者	MeSH Subheadings	MeSH 副主题词
Author – First	第一作者	MeSH Terms	MeSH 主题词
Author – Full	作者全称	Other Term	非 MeSH 主题词
Author – Last	最后一位的作者（常为责任作者或通信作者）	Pagination	页码
Date – Entrez	文献收入 PubMed 的时间	Publication Type	出版类型
Date – MeSH	文献收入 MeSH 中的时间	Publisher	出版者
Date – Publication	文献出版时间	Text Words	文本词
Editor	编者	Title	标题
ISBN	国际标准书号	Title/Abstract	标题/摘要
Issue	期刊期号	Transliterated Title	翻译题名
Journal	期刊	Volume	期刊卷号

五、主题词检索（MeSH 词检索）

从内容角度标引和检索信息资源的方法，是利用词语来用于表达文献主题内容和主题概念。目前应用最多的主题语言是关键词和主题词。

　　关键词是指出现在文献标题、文摘、正文中，对表达文献主题内容具有实质意义的语词，对揭示和描述文献主题内容是重要的、关键性的语词。由于关键词能深入、直观地揭示信息中所包含的知识，而且符合人们的思维习惯，因此关键词法在信息组织中得到了广泛应用，但是由于关键词法的词语不规范，影响了文献信息的查全率和查准率。主题词是将自然语言的语词概念经过人工规范化处理后最能表达文献主题内容的词语。主题词法的优点是查准率高；缺点是对用户的要求高，必须熟悉主题词表。

　　目前医学信息领域中，最具代表性、应用最为广泛的是美国国立医学图书馆编制的《医学主题词表》（Medical Subject Headings，MeSH）。它是一部规范化的可扩充的动态性叙词表。美国国立医学图书馆以它作为生物医学标引的依据，编制《医学索引》（Index Medicus）及建立计算机文献联机检索系统 MEDLINE 数据库。《MeSH》汇集 18000 多个医学主题词。除了主题词外，还配有副主题词辅助提高检索效率。在进行检索时，用户输入一个主题词后，系统会自动显示该主题词所能组配的副主题词。《MeSH》有一个副主题词表，副主题词（subheadings）又称限定词（qualifiers），与主题词进行组配，对某一主题词的概念进行限定或复分，使主题词具有更高的专指性。如诊断（diagnosis，DI）、药物治疗（drug theray，DT）、血液供给（blood supply，BS）等。

　　《MeSH》在文献检索中的重要作用主要表现在两个方面：准确性（准确揭示文献内容的主题）和专指性。标引（对文献进行主题分析，从自然语言转换成规范化检索语言的过程）人员将信息输入检索系统以及检索者（用户）利用系统内信息情报这两个过程中，以主题词作为标准用语，使标引和检索之间用语一致，达到最佳检索效果。作为医学专业大学生，已具备相当的医学专业知识，我们应该学会使用主题词检索来提高检索效率。

 知识链接

医学专业词汇中英文翻译

　　外文文献检索需要跨越的是语言的障碍，国际上最为权威和广泛使用的外文数据库大多英文数据库，因此查找和阅读英文文献是不可避免的。外文数据库文献检索的第一步，就需要将中文词翻译成对应的英文表达，面对各种生物医学专业词汇，我们可以选择哪在线英文翻译网站呢？

　　一、综合类在线翻译词典

　　1. 有道在线翻译　有道词典使用的是《柯林斯英汉双解大词典》词库，所包含的词条和例句紧跟现代生活。有道的功能比较全面，带很多扩展功能，包括全文翻译、例句搜索、网络释义、真人语音朗读等。

　　2. 金山词霸在线翻译　金山和有道其实不分伯仲，不同的是，金山词霸收录的《牛津词典》的词条，该词典详细地追溯了每个英语词，释义和印证丰富，可以算作是英语词汇的最高权威。

　　金山和有道是两大较为常见、使用较为广泛的在线翻译器，它们功能上并没有太大差异。除此以外，我们还可以选择百度在线翻译、词都在线翻译等。综合类在线翻译词典优点在于网页打开方便，运行快捷，综合词汇量大；缺点在于专业度不够，一个词语可能有多个表达，无法判断标准专业词汇是哪个。例如翻译高血压，结果显示有"high bloodpressure""hypertension"等多个，我们无从判断哪个是专业术语。

　　二、生物医学专业在线翻译

　　1. CNKI 翻译助手　CNKI 翻译助手最大的优势在于它的学术性：所有的例句都是出自学术期刊，并且通过这些句子还可以找到对应的文献。所以，CNKI 助手非常适合搜索一些专业术语，在了解用法的同时，还能浏览国内学术界在该领域的文献。但需警惕部分不规范的表达方式。

2. 湘雅医学词典 生物医药领域发展迅速，新词快速涌现，专业单词多且复杂，常规的词典无法满足专业词汇的翻译，因此专业词汇需要查找专业词典。但目前专业的医药词典并不多，常见的有湘雅医学词典、英中医学辞海等。湘雅医学词典是一本十分专业的医学词典，它是由湘雅医学院整理和推出的一款非营利性软件，自推出以来为许多医学界人士提供了重要帮助。湘雅医学词典可以下载，也提供有在线翻译，检索方便，但是界面欠美观。

此外，还有一些提供专业检索的免费在线网站，例如 Dr. eye 译典通在线翻译、Letpub 在线翻译等，在实际应用时，我们可以互为补充。

任务一　应用基本检索查找关于"高血压药物治疗"的文献

一、任务描述

通过"知识准备"环节的简单介绍，大家对 PubMed 的基本检索有了一定的了解。本任务要求大家学会分析课题，制定检索策略，并通过首页的基本检索框进行检索，查找和阅览相关文献。

二、任务分析

如何在 PubMed 上利用基本检索查找关于"高血压药物治疗"的文献呢？

第一步：分析课题，提炼检索词为"高血压"和"药物治疗"。

第二步：外文检索需要将提炼出来的中文检索词转换为英文词。可以利用搜索引擎查找"金山翻译""百度快译"翻译成英文词，更好的方法是通过在线医学词典等翻译成专业的英文词语，提高检索效率。通过检索，高血压翻译成英文可为"high blood pressure"或者"hypertension"，药物治疗翻译成英文为"drug therapy"。

第三步：分析检索词之间逻辑关系，并用逻辑符号将检索词进行组配，从而构建检索策略（即在基本检索框输入的词语）。本课题高血压和药物治疗两个检索词必须同时满足，因此逻辑关系应为"AND"，在 PubMed 检索系统中可以用空格代替"AND"，因此可以构建高血压药物治疗以下三种检索策略。

（1）high blood pressure and drug therapy 或者 high blood pressure drug therapy。

（2）hypertension and drug therapy 或者 hypertension drug therapy。

（3）如果想提高检索效率，我们还可以将高血压的两个英文词用逻辑符号"OR"连接，"high blood pressure or hypertension"and drug therapy。

三、检索操作步骤

1. 进入 PubMed 主页 打开浏览器，在地址栏直接输入网址 http：//www. PubMed. gov 或 http：//www. ncbi. nlm. nih. gov/PubMed 即可进入 PubMed 主页（图 7 - 1）。或者直接利用通用型搜索引擎，例如谷歌、百度等，直接在检索区输入 PubMed 即可找到 PubMed 检索的官网，再点击进入 PubMed 主页。

2. 输入检索策略 在基本检索界面的检索框中输入英文检索词：high blood pressure and drug therapy（或上面列举的其他检索策略），点击回车即可进入检索结果界面。

　　不同的检索词策略检索结果不同（图 7 - 2 至图 7 - 4），因此在检索过程中可以尝试不断修改检索策略，提高检索效率。

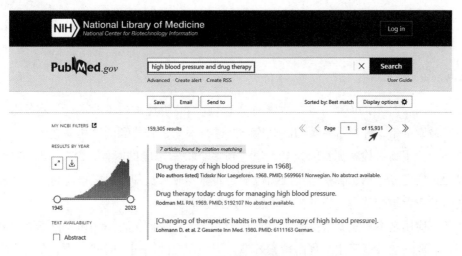

图 7 - 2　基本检索结果 1

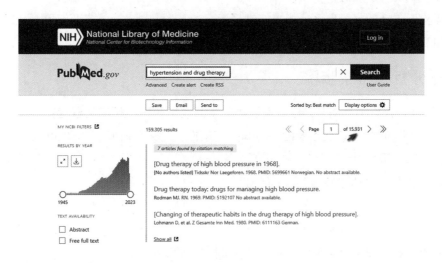

图 7 - 3　基本检索结果

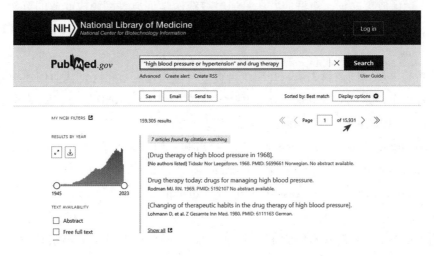

图 7 - 4　基本检索结果

任务二　应用高级检索查找近十年关于
"高血压药物治疗"的文献

一、任务描述

通过"知识准备"环节的简单介绍，大家对 PubMed 的高级检索初步的了解。本任务要求大家学会分析课题，制定检索策略，并通过首页的高级检索框进行检索，查找和阅览相关文献。

为什么要学会使用高级检索呢？因为当大家遇到多个检索字段的时候，基本检索需要就变得复杂，专业人员可以通过构建复杂的逻辑检索式准确检索，而非专业人员却难以轻松应付。高级检索提供了通过多个字段选择和逻辑组配选择，方便用户进行复杂检索。

例如，任务一应用基本检索查找关于"高血压药物治疗"的文献，PubMed 检索结果过多，不便于阅读，一般用户需要增加一些限定来提高检索效率，例如发表的期刊、时间、作者单位、第一作者、通讯作者等。当然，我们可以通过检索结果界面左侧的筛选进行选择（详见本项目任务四），但是筛选的条目有限，高级检索包括的字段更多，能搞好满足用户的需求。因此，本节任务在原有的基础上增加内容，设定为应用高级检索查找近十年关于"高血压药物治疗"的文献。

二、任务分析和检索步骤

如何在 PubMed 查找近十年周某某学者发表的关于高血压药物治疗的文献呢？

1. 分析课题，列出检索本课题涉及的内容和限定条件，共包含时间、作者和内容三项。

时间限制：2012—2022 年。

作者：姓曹（应英文表达中姓为 Last name）

内容："高血压药物治疗"可以分解为两个关键词，分别为高血压、药物治疗。

2. 根据检索内容构建检索策略（同任务一）。

第一步：分析课题，提炼检索词为"高血压"和"药物治疗"。

第二步：外文检索需要将提炼出来的中文检索词转换为英文词。可以利用搜索引擎查找"金山翻译""百度快译"翻译成英文词，更好的方法是通过在线医学词典等翻译成专业的英文词语，提高检索效率。通过检索，高血压翻译成英文可为"high blood pressure"或者"hypertension"，药物治疗翻译成英文为"drug therapy"。

第三步：分析检索词之间逻辑关系，并用逻辑符号将检索词进行组配，从而构建检索策略。本课题高血压和药物治疗两个检索词必须同时满足，因此逻辑关系应为"AND"，在 PubMed 检索系统中可以用空格代替"AND"，因此可以构建高血压药物治疗以下三种检索策略。

（1）high blood pressure and drug therapy（或者 high blood pressure drug therapy）。

（2）hypertension and drug therapy（或者 hypertension drug therapy）。

（3）"high blood pressure or hypertension" and drug therapy。

3. 操作步骤

首先，点击 PubMed 的主页基本检索框下方的"Advanced"，即可进入高级检索页面（图 7-5）。PubMed 系统提供可检索的字段有作者、作者单位、摘要、关键词、主题词、标题、文献来源、参考文献等，因此检索项可以是主题词、关键词、作者名、作者单位、中图分类号、刊名等。各字段的含义详见知识准备单元的表 7 - 1。Pubmed 界面常有调整，大体类似，新版调整后，界面修改为在"Add terms to the query box"下方选择相应的字段，接着在文本框中填写字段内容，然后点击"ADD"，第一个检索条件就会自动生成在下方"Query box"中，依次将每个检索条件如此反复添加操作，即可在下方看到自动生成的检索策略，然后点击"search"后即可生成检索结果。

根据上述任务分析，本课题涉及三个条件，我们可以依次操作如下。

（1）填写时间字段　本课题可以选择"Date - Publication"（出版日期），日期填写格式为"YY/MM/DD"（年/月/日），截止日期可填写检索当天的年/月/日，也可以用"present"（当前）。因此，本课题填写"2012/01/01 to present"，其中"月和日"可以选择不填，也简单的填写为"2012 to 2022"。

（2）填写作者字段　关于检索作者信息字段，表示作者姓名可供选择的字段很多，例如"First name""Middle name"或者"Last name"，分别代表在"名""中间名"或者"姓"中进行检索，因为中文和英文表达姓名的顺序不同，中文姓在前名在后，英文名在前，姓在后，例如周宏灏，英文表达为 Honghao Zhou。不同字段检索结果不同，用户需要选择正确的字段才能检索准确。

（3）填写内容字段　关于检索内容字段，可供选择的字段很多，例如"title""text word"或者"title/abstract"，分别代表在"标题""自由词"或者"标题和文摘"中进行检索，不同字段检索结果不同，用户可以根据需求选择和调整检索字段。

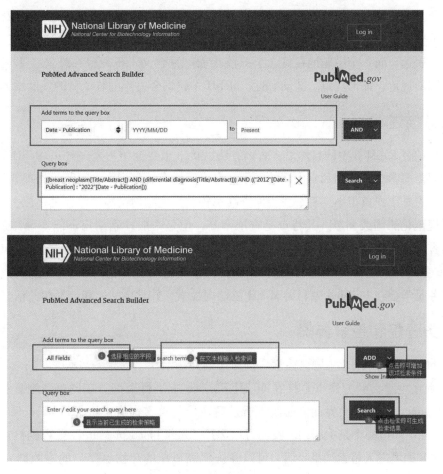

图 7 - 5　PubMed 高级检索

（4）根据上述介绍，在高级检索界面对应选择字段并输入相关信息。PubMed 系统执行的检索策略显示在上方检索框中，点击 Search 或回车即可获得检索结果。如果对检索不满意，可以重新修改。

任务三　应用主题词检索

医学主题词表（MeSH）是一套生物医学领域的主题词表，是一种索引典，每个主题词（以下称 MeSH Term）代表特定的主题范畴。使用者可透过 MeSH Terms 查询文献。

MeSH 的概念体系由主题词、副主题词、款目词和补充概念组成。主题词构成主题词表的主体，由生物医学领域的经过规范化的名词术语所构成，有独立检索意义，例如高血压（hypertension）。副主题词是对文献主题起限定作用的词语，可提高检索的准确性，但本身无独立检索意义，例如药物疗法（drug therapy）。款目词又称入口词，是主题词的同义词或近义词，不能直接用来进行主题词检索，将自由词引见到主题词，例如系统可以智能化地将自由词 high blood pressure 引见到 hypertension。类目词是为保证分类表体系的完整性而设立的一类词汇，通常是一些学科范围很大的词，不作为主题词使用。我国对医学信息的主题标引采用中国医学科学院信息研究所翻译的 MeSH，中医药文献则采用中国中医科学院中医药信息研究所编制的《中国中医药学主题词表》。所有主题词按学科属性从分类角度进行划分，并逐层展开。主题词在树状结构表中按树形结构号顺序编排。树形结构号越短，表示概念越泛指，号码越长，表示概念越专指。主题词的特性包括：①单一性。主题词与概念的单一对应，即一个概念只能用一个主题词表达，而一个主题词在概念上只能代表一种含义，不能存在歧义。②规范性。同义词、近义词规范、词义规范、词形规范。③动态性。MeSH 主题词会每年随着学科的发展增删修订。

一、任务描述

前面我们介绍过 PubMed 中的自然语言查询方法，接下来要介绍另外一种以 MeSH 主题词查询的方式。首先，我们需要明白主题词和自由词的区别。自由词检索就是指用未规范化处理的自然语言语词来检索信息，其特点是用户负担小、易查找，但查准率较差。主题词又称叙词，是在标引和检索中用以表达文献主题的规范化的词或词组，其特点是查准率高，但是一般检索用户不能准确知道检索词的主题词。同一个内容，作者用词会不一致，因此作者检索的结果也会有差别。尽管 PubMed 有智能转换功能，但是 Mesh 主题检索能帮我们更好地选择副主题词，优化检索策略，提高检索效率。

本小节任务是学会在 PubMed 中利用 MeSH 主题词检索，并学会阅读和选择相关信息。

二、任务分析和检索步骤

如何在 PubMed 利用 MeSH 主题词检索"高血压的药物治疗"的相关文献呢？

1. 查找高血压主题词的方法　直接在 MeSH Browser 中进行查询。在浏览器地址栏键入 https：//meshb. nlm. nih. gov/，进入检索界面。前面分析过高血压的英文词有"high blood pressure""hypertension"等，我们并不知道哪个是主题词。我们可以选择"high blood pressure"输入到检索框（图 7 – 6），点击 Exacrt Match 即可进入检索结果界面，可以确认"高血压的药物治疗"的主题词为"hypertension"（图 7 – 7）。

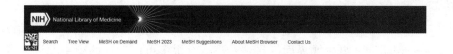

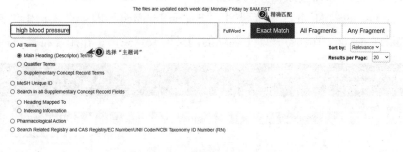

图 7 - 6 查找高血压的主题词

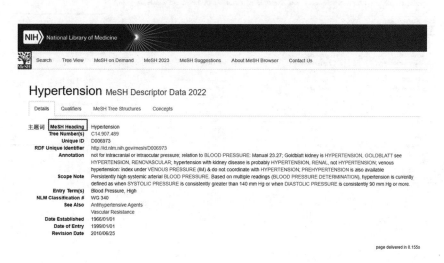

图 7 - 7 主题词"hypertension"结果界面

2. 利用主题词 hypertension 进行主题检索

（1）在 PubMed 主页，检索区间 PubMed 右侧点击倒三角形选择 MeSH Database 选项，或者直接主页中间 More Resources 栏目下选择 MeSH Database 点击回车，都可进入主题词检索界面（图 7 -8）。

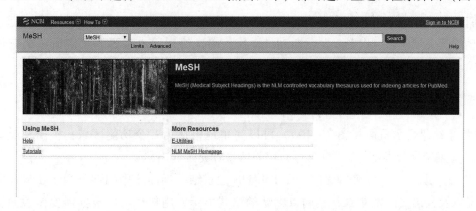

图 7 -8　MeSH 检索界面

（2）在检索框输入"hypertension"，点击回车键即可进入检索结果界面。第一个就是 hypertension，也是最相关的结果。

3. 副主题词的组配 通过主题词检索查到了高血压，再如何查找副主题词药物治疗进行组配呢？我们可以点击 hypertension 进入副主题界面（图 7-9），有很多可以选择的副主题词，帮助用户细化检索策略，例如想要查找"高血压的药物治疗"的文献，点击"drug therapy"前面的小方框，再在右侧 PubMed Search Builder（检索策略生成器），接着点击"Add to search builder"，即可在上方生成检索策略"Hypertension/drug therapy"［Mesh］，最后点击"Search PubMed"即可进入检索结果界面。在副主题词界面下方还有款目词（Entry Terms），即主题词的同义词或相关词，作用是将自由词引见到主题词。

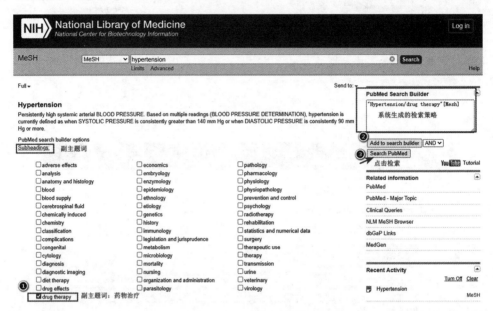

图 7-9 MeSH 副主题组配界面

任务四 学会阅读关于"高血压的药物治疗"的文献题录并输出题录或下载文献

一、任务描述

前面我们学会了如何应用基本检索、高级检索和主题词检索相关文献，接下来的任务是学会浏览检索结果，学会阅读文献题名、作者、发表期刊、文摘，筛选符合用户需要的"高血压的药物治疗"相关文献，并输出题录或者获得全文。

二、检索结果的浏览

PubMed 检索结果显示页面（图 7-10），可以简单地概括为三个功能区域：检出文献题录显示区（中间部分）、检索结果分类筛选区（左侧）、相关信息补充区（右侧）。

1. 检出文献题录显示（中间部分） 在 PubMed 检索结果界面的中间部分显示了检出文献的总数量、分页情况以及检出文献的题录，它们以默认的格式显示，用户也可以根据需要修改页面显示。在 PubMed 中检出文献的以默认的形式显示文献题录，分别包含了文献标题、作者、期刊名称、发表年份，卷期号以及页码等重要信息。在检索结果这个界面的题录后面还有一些很方便阅读的标注，如果文献是综述，在题录期刊来源的后面会标注"Review"；如果 PubMed 提供有免费全文，则在每条文献题录的

PMID 后面标注"Free Article"。PubMed 还在每条题录下方提供了类似文献（Similar articles）链接，点击即可进入类似文献界面，方便用户扩充检索。

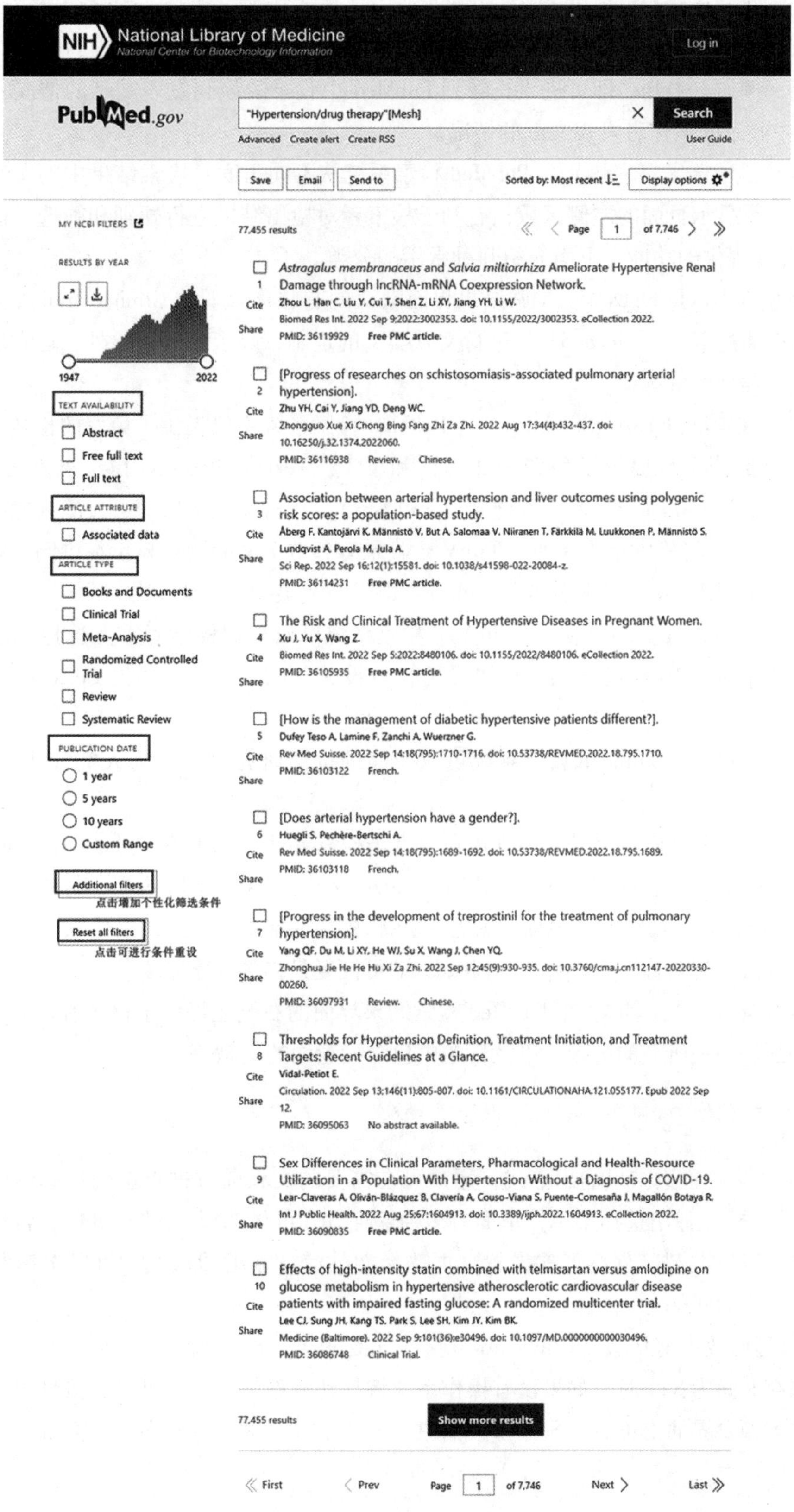

图 7 – 10　PubMed 检索结果界面

用户通过浏览题录后，如果对某篇文献感兴趣，需要查看摘要或者获取全文信息，用户可以点击题录的蓝色标题部分，即可打开新的窗口，进入这篇文献的相关信息界面，系统默认摘要显示界面，用户可根据需要修改。在这个界面里提供了该篇文献的期刊来源、摘要、作者、关键词等详细信息，在页面右侧还提供有该篇文献的全文链接（免费或付费）。另外，在该界面带有下划线的内容例如刊名和作者等都有相关链接，例如点击刊名即可进入查看到 PubMed 中收录的该刊发表文献的情况，点击作者即可检索到 PubMed 中收录的该作者发表文献的情况。

2. 检索结果分类筛选区（左侧）　　PubMed 检索系统从不同角度对检索结果中的文献进行了多种分类，显示在检索结果显示页面的左侧区域，有利于检索者对检出结果进行甄别和筛选。这个区域的内容类似旧版中 Limit 所提供的功能。下面介绍几种常用的分类。

（1）文献类型（Article types）　　检索结果界面默认的有临床试验（Clinical trial）、综述（Review）等。检索者也可以通过点击"Customize"进行文献类型的定制，除了临床试验外，还有历史文献、新闻稿、实践指南等等类型可供选择。

（2）文献可利用程度（Text availability）　　PubMed 检索系统不仅提供了免费的检索，大部分文献都提供了文摘，还有部分文献提供了免费全文阅读和下载。Text availability 下方分为三类：文摘（Abstract）、免费全文（Free full text）和全文链接（Full text），点击任意选项即可过滤到想要的结果。例如点击 Free full text，可以将检索结果中所有 PubMed 收录有免费全文的题录显示在中间。如果要取消这个设置，点击"Text availability"右侧小体字"clear"即可恢复最初的检索结果。

（3）出版日期（Publication dates）　　PubMed 检索系统可以根据检索者需要选择一定时间段内的文献。系统默认的 5 年内和 10 年的选项，如果需要自行设置年限，点击下方"Custom range"进行设置即可。

（4）物类（Species）　　PubMed 检索系统可以智能的按照研究对象分为人类（Humans）和其他动物（Other Animals）。

除了以上默认的一些文献分类外，另外用户可点击检索界面左侧下方"show additional filters"进行其他类别选择，可供选择项有性别（sex）、语言（language）、对象（subjects）、期刊类型（journal categories）、年龄（ages）等，用户也可根据个人喜好和需求选择相关分类方式取代默认分类显示。如果要取消某个设置，点击分类名称右侧小体字"clear"即可恢复最初的检索结果。

3. 相关信息补充区（右侧）　　在 PubMed 检索结果界面的右侧还提供了很多有用的相关信息，例如检出文献年趋势图、相关研究的链接，以及标题中包含检索词的文献等。

三、检索结果的输出

PubMed 提供了多种检索结果输出方式，用户可在需要的文献前方框点击勾选，然后点击中间页面显示上方的"Send to"，弹出选择菜单，里面有多种保存方式可供选择（图 7-11），常用的有两种。

1. 可以选择"File"进行保存形式设置，再选择文献信息输出的形式，可以选择题录信息或者摘要等，它们将以文本形式保存。

2. 可以选择暂时放入剪切板（Clipboard）或者直接发送邮件（Email），剪切板最多可以保存 500条文献记录，保存时间为 8 小时，如果没有操作系统将自动删除记录，还可以直接打印。

另外，在文献摘要界面上也有"Send to"标注，点击它也可将该页面的文献信息的保存和输出。

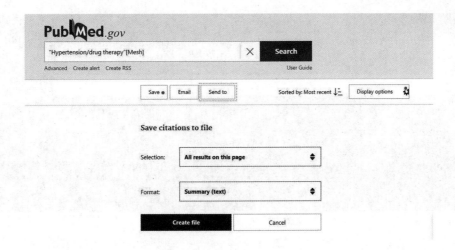

图 7 – 11　PubMed 检索结果保存方式

任务五　查询"高血压"相关的期刊信息

一、任务描述

除了前面介绍的基本检索、高级检索、MeSH Database（医学主题词检索）外，在 PubMed 主页还提供了 Journals Database（期刊检索）、Single Citation Matcher（单篇引文匹配器）、Batch Citation Matcher（批量引文匹配器）、Clinical Queries（临床咨询）等个性化检索服务，方便查询者的多种需求。

因此，用户还可以换个思路，从与主题相关的期刊进行检索，通过期刊在阅览该领域最新的动态。本节的任务是检索与高血压相关的期刊，学会阅读期刊的相关信息，并通过期刊检索相关文献。

二、任务分析和检索步骤

在 PubMed 中可以查找它收录的期刊信息，可以通过期刊所属学科或主题（topic）、期刊全名（Journal title）、期刊国际标准刊名缩写或 Medline 刊名缩写（Journal abbreviation）、国际连续出版物号（ISSN）等进行检索。

1. 检索方法

（1）点击 PubMed 主页下方"Journal in NCBI Database"，进入期刊检索界面（图 7 – 12）。

（2）在期刊检索界面的检索提问框中输入学科或主题词（topic）、期刊全名（Journal title）、期刊国际标准刊名缩写或 Medline 刊名缩写（Journal abbreviation）、国际连续出版物号（ISSN）等，点击"Search"或回车键即可进行检索。输入检索词后，下方即提供相关匹配内容可进行选择。

本课题检索与高血压相关的期刊，并了解创刊时间、出版地点、语种以及电子期刊网址等。如图示在 PubMed 期刊检索界面的检索提问框中输入"hypertension"，下方即出现相匹配多种与高血压的药物治疗密切相关的期刊信息，它们基本按照相匹配程度由高到低依次排列，用户可需要选择相关的期刊进行检索。例如选择点击"International Journal of Cardiology. Hypertension"，进入检索结果界面查看期刊信息。

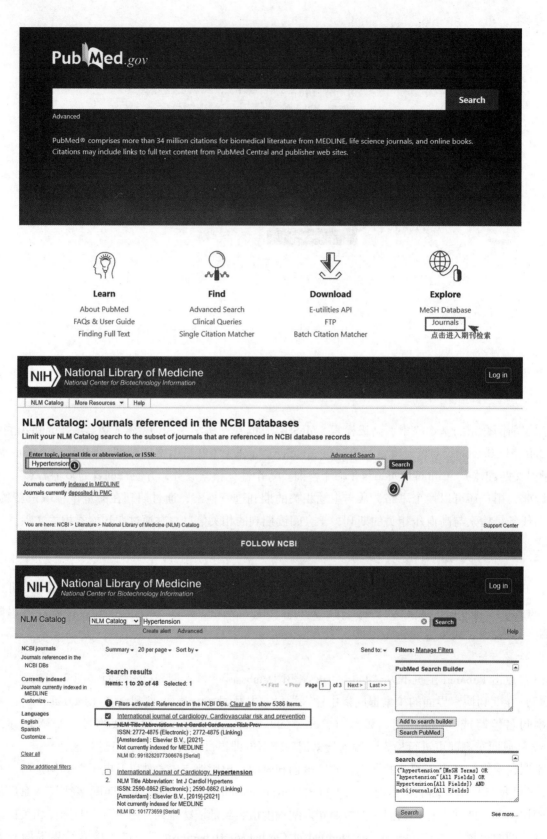

图 7 – 12　PubMed 期刊检索界面

3. 检索结果　期刊检索中提供了期刊的正式刊名，国际标准刊名缩写、创刊年份、语种、出版国家、出版地区、ISSN、出版周期、电子期刊链接等相关信息（图 7 – 13）。

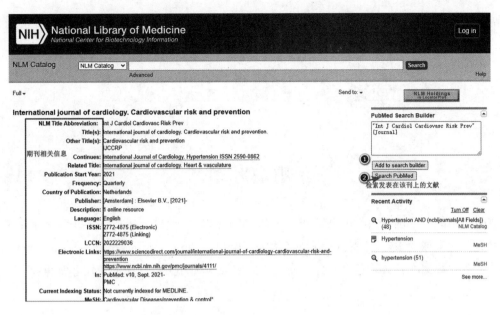

图 7-13　PubMed 期刊相关信息界面

（1）点击右侧"ADD to search builder"按钮，即可自动添加到期刊论文检索策略如""Int J Cardiol Hypertens"[Journal]"，可查看该杂志内发表的论文。

（2）也可以通过点击电子期刊链接进入该刊的电子期刊界面，通过左侧目录提供的卷期号，浏览查看期刊论文情况（图 7-14）。

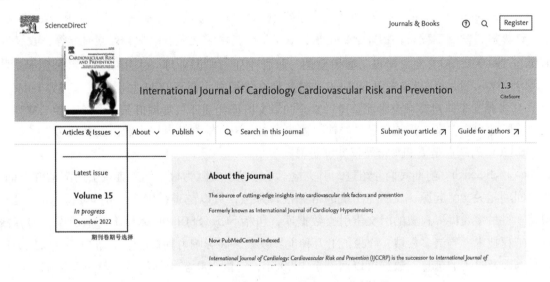

图 7-14　PubMed 期刊提供的电子期刊连接界面

项目八　利用其他外文数据库
检索"肿瘤"相关文献

知识准备

除了前面介绍的美国国立医学图书馆开发的 PubMed 以外，世界上还有许多非常著名的外文生物医学数据库可提供检索或全文（免费或付费），例如 EBSCO – host、Springerlink、ScienceDirect、Highwire 等。这些外文专业数据库各具特色，互为补充，因此掌握多种外文数据库的使用非常重要。

一、常见外文数据库简介

1. EBSCO 简介　EBSCOPublishing 是目前世界上最大的提供学术文献服务的专业公司之一，提供数据库，期刊、文献定购及出版等服务，总部在美国波士顿，在全球 19 个国家设有办事处。开发了 200 多个在线文献数据库产品，涉及自然科学、社会科学、人文艺术、生物医学等多学科领域。目前国内图书馆或信息机构其中的两大数据库：Academic Source Premier（多学科学术期刊全文数据库）和 Business Source Premier（商管财经学术期刊全文数据库），而生物医学类院校重点使用 Academic Source Premier 数据库。Academic Source Premier 是一个综合性多学科数据库，覆盖学科领域包括社会科学、人文科学、教育学、计算机科学、工程学、物理学、化学、语言学、艺术、文学、医学、种族研究等，收录近 4700 种全文期刊，其中包括 3600 多种同行评审期刊，其中 100 多种期刊追溯至 1975 年或更早年代。此数据库通过 EBSCOhost 每日进行更新。

EBSCO 是世界上收录学科比较齐全的全文期刊联机数据库，除了提供基本检索、高级检索以外，还有图像检索和视觉检索。视觉检索是一种新颖的检索方法，检索结果按主题依交互式可视图的方式进行排序。EBSCO 的缺点是需购买访问权方可使用。

2. Web of Science　前面我们介绍过，引文检索是指被引文献为检索词来查找引用文献的查询方法，一种快捷回溯相关文献起源、发展与历史的常见检索方法，可以越查越深入。Web of Science 是全球最大、覆盖学科最多、世界权威的引文索引类数据库，包括 SCI、SSCI 和 A&HCI 三个子库，内容涵盖自然科学、工程技术、等诸多领域，收录了上万种世界权威、高影响力的核心学术期刊，可以从中检索到各个学科当前及过去的信息，数据可以回溯至 1900 年，追溯 100 多年的科技文献及其影响。不仅收录核心期刊中的学术论文信息，而且把其认为有意义的其他文章类型也收录进数据库。

该数据库是一个文摘型引文数据库，通过引文检索可查找相关研究课题各个时期的文献题录和摘要，看到论文引用参考文献的记录、论文被引用情况，但是本身是没有全文的，但有提供其他数据库的全文链接。此外，需要购买访问权方可检索。

3. ElsevierScienceDirect 简介　Elsevier 是全球最大的科学文献出版发行商，ScienceDirect 是由 Elsevier 公司提供的全学科的全文数据库。Elsevier 每年出版 2000 多种期刊，2200 多种图书，覆盖的学科领域包括农业和生物科学、生物化学、遗传学和分子生物学、化学和化工、医学、药理学、毒理学和药物学、护理与卫生保健、心理学、计算机科学、地球科学、工程、能源和技术、环境科学、材料科学、航空航天、天文学、物理、数学、经济、商业、管理等 24 个学科，其中的大部分期刊都是 SCI、EI

等国际公认的权威大型检索数据库收录的各个学科的核心学术期刊。ScienceDirect 是 Elsevier 旗下的产品，目前文献可回溯到 1995 年的数据，有些甚至回溯到创刊，最早的期刊是 LANCET（英国的柳叶刀）可回溯到 1823 年。ScienceDirect 是全文数据库，具有数量多、质量高的特点，部分回溯文献可以免费获取，较新的文献需要付费购买下载。

4. Springerlink 简介　Springer（德国施普林格）出版社始创于 1842 年，是全球最大的学术与科技图书出版社（每年出版约 5500 种新书），全球第二大学术期刊出版社（每年出版超过 1700 种学术期刊），2006 年收购 Humana、CMG 等出版社，2008 年收购世界上最大的开放获取（Open Access）出版集团 BioMed Central Group（BMC）。Springer 通过 springer LINK 系统提供学术期刊及电子图书的在线服务。2008 年，施普林格与中国知网（CNKI）签约合作。施普林格向中国知网（CNKI）免费提供 Springer-Link 电子出版物发布平台上各类资源（电子期刊、电子图书、丛书、工具书等）的题录摘要数据。CNKI 利用成熟的关联技术和关键词自动翻译功能，使用户免费看到丰富的施普林格出版物双语题录摘要。

目前 Springer LINK 约有 500 种全文电子期刊，涉及学科主题内容有：艺术与设计、生物医学、化学、计算机科学、经济与管理、教育、工程、环境科学、地理学、地球科学、人文科学、法律、生活科学、语言学、材料、数学、医学、哲学、物理与天文学、大众科学、心理学、社会科学、统计学等。网上检索年限为 1996 年至今。更新迅速，每周增加最新内容。

Springer 网上检索提供有多语种界面，如英语、德语、中文等，支持跨库检索平台，即在同一个平台上一次性检索期刊、图书、丛书、参考工具书等；此外，还提供数字资源的数字对象唯一标识（Digital Object Identifier，DOI）信息，可以很方便地对系统中图书的某一个章节、期刊的某一篇文章进行定位。

二、常见开放获取全文的外文数据库

世界读书日的主旨宣言为："希望散居在全球各地的人们，无论是年老还是年轻，无论你是贫穷还是富有，无论你是患病还是健康，都能享受阅读的乐趣，都能尊重和感谢为人类文明做出巨大贡献的文学、文化、科学思想大师们，都能保护知识产权。"在外文数据库检索与利用中，我们需要如何正确地尊重他人的知识产权和相关的信息法律法规呢？在高校文献检索课程中，大学生应当自觉遵守信息法律和法规。

外文数据库中，一般近年来的文献全文获取需要收取较高的下载费用，如果学校没有购买相应数据库，如何通过正当的方式获取外文全文呢？我们可以探寻利用一些免费获取的外文数据库，经济快捷的解决相关问题。

开放获取（Open Access，简称 OA）一词最早出现于 2001 年，由开放社会研究院发布的布达佩斯开放获取倡议（BOAI）所提出，旨在让公众不受限制地免费访问学术研究资源。

一般来说，开放获取是指免费和永久地访问已发表的研究，并结合明确指南告诉读者如何分享和使用内容。我们可以利用国外一些免费的全文数据库，例如 Pubmed central、Free medical journal、Highwire Press 等，此外作为科研学习者，我们还可通过给作者发送 Email 的方式快捷获取免费全文，但不可通过恶意或非法的途径获取全文。

1. Pubmed central（http：//www. pubmedcentral. nih. gov/）　PubMed Central（PMC）是一个免费的数位图书馆、数据库和文档库，用于存档已在生物医学和生命科学期刊上发表的开放获取学术论文。PubMed Central 由美国国家生物技术信息中心开发。期刊免费全文访问的时间延迟是出版后 0～2 个月，所有文献的浏览、检索、下载均是无需注册的。PubMed Central 与 PubMed 不同。PubMed Central 是一个免费的论文数据库，任何人都可以通过网络浏览器从任何地方访问和阅读论文全文。但是，PubMed 只提供生物医学领域的论文引文和摘要，论文全文并不在 PubMed 上，用户需要在 PubMed 以外的地方获取论文全文，而这些地方有可能付费才能阅览。

2. Free medical journal（http：//www. freemedicaljournals. com/）　Free Medical Journals 提供了全部免费的医学生物学相关期刊的全文链接，包括 1350 种免费的英文和非英文（15 种语言）的生物医学全文期刊。检索 Freemedicaljournals 期刊有专业（specialty）和字顺二种途径。

3. Highwire Press（http：//www. highwire. org/）　HighWire Press 是全球最大的学术文献出版商之一，由美国斯坦福大学图书馆于 1995 年建立。它也是世界上最大的提供自然科学免费全文的数据库之一，涉及的内容包括生命科学、医学、物理科学以及少量社会科学方面的期刊及一些非期刊性质的网络出版物。其中，生命科学和医学领域的免费全文数量规模巨大，并在以极快的速度增长。HighWire 的另一个特点是它还收录 Medline 出版的期刊论文。

4. BioMed Central（https：//www. biomedcentral. com/）　BioMed Central（BMC）是一家总部位于英国的营利性科学开放获取出版商，出版 250 生物学和医学领域多种科学期刊。它的所有期刊都只在线出版。少量期刊同时出版印刷版。BMC 网站免费为读者提供信息服务，其出版的网络版期刊可供世界各国的读者免费检索、阅读和下载全文。

5. 国家科技图书文献中心（https：//ty. nstl. gov. cn）　除了可以通过国外的开放获取数据库查找免费全文以外，我们还可以通过我国的国家科技图书文献中心数据库获取。

国家科技图书文献中心（National Science and Technology Library，NSTL）是根据国务院领导的有关批示，于 2000 年 6 月 12 日组建的一个基于网络环境的科技文献信息资源服务机构。经过二十余年的建设和发展，中心已经成为我国手机外文印本科技文献资源最多的科技文献信息机构，其中外文科技期刊25000 余种，学科范围覆盖自然科学、工程技术、农业科技和医药卫生等四大领域的多个学科和专业，涉及英文、德文、日文、俄文、发文等多个语种，包括 Springer、Elsevier 等重要出版商。提供的特色资源包括外文回溯全文数据库、外文现刊全文数据库、开放获取数据库、外文科技图书等，其中外文回溯期刊全文数据库可以免费获取，外文现刊数据库采取收费的方式提供全文。目前已购买的回溯资源包括：Springer 回溯数据库、Nature 回溯数据库、OUP（牛津大学出版社）回溯数据库、IOP（英国物理学会）回溯数据库、Turpion 回溯数据库，其他的回溯数据库的购买协议正在洽谈，回溯数据仍在不断增加中。目前共有 1122 种期刊，分 20 大类，文章总数 300 多万篇。

任务一　利用 ScienceDirect 检索 "肿瘤" 相关文献

一、任务描述

本小节的任务是学会如何利用其他外文数据库检索肿瘤相关文献。外文数据库的检索方法基本相似，通过学习，可触类旁通。本任务要求大家学会分析课题，制定检索策略，并通过首页的基本检索框进行检索，查找和阅览相关文献。

二、任务分析

如何在 ScienceDirect 上利用基本检索查找关于肿瘤的文献呢？

1. 提炼检索词为 "肿瘤"，首先必须了解关于肿瘤的基础知识。根据新生物的细胞特性及对机体的危害性程度，又将肿瘤分为良性肿瘤和恶性肿瘤两大类，而癌症即为恶性肿瘤的总称。因此，在医学上描述的肿瘤包括肿瘤和癌。基本检索里面的检索词可以是自由词或者专业的主题词,这个课题可以用以下检索词:"肿瘤"和"癌",如果希望检索结果更全面还可以增加"瘤"等词语。

2. 外文检索需要将提炼出来的中文检索词转换为英文词。可以利用搜索引擎查找"金山翻译""百度快译"等翻译成英文词,如肿瘤的英文有"neoplasm"或者"tumor",癌的英文为"cancer",其中"neoplasm"为主题词。

3. 分析检索词之间逻辑关系,并用逻辑符号将检索词进行组配,从而构建检索策略(及在基本检索框输入的词语)。本课题可以为以下两种策略。

(1) neoplasm。

(2) tumor or cancer or neoplasm(肿瘤的英文有 tumor、cancer、neoplasm,因此三者关系为并列关系,逻辑连接词为"or")。

三、操作步骤

1. 登陆方式 直接输入网址 http://www.ScienceDirect.com,或者在百度等通用型搜索引擎中直接输入 ScienceDirect 进行搜索,再点击进入主页(图 8 – 1)。

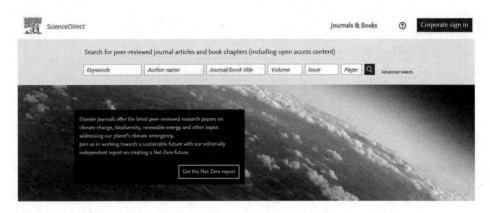

图 8 – 1 ScienceDirect 主页

2. 检索方法

(1) 简单检索 就在 ScienceDirect 的主页上方,进入主页即进入了简单检索界面。

简单检索界面中有 6 个检索框,分别为"Keywords(关键词)""Author name(作者)""Journal/book title(期刊名)""Volume(卷)""Issue(期)""Page(页)"字段。用户根据需要在对应的字段内输入检索词,点击检索按钮或者回车键即可开始检索。

本课题中检索高血压的药物治疗的论文,可以在 Keywords 内输入 hypertension,在查找到的结果中,"eye"可以出现在文章、期刊、书名等中,在检出结果的条目中"eye"一词被标出。检索结果页面(图8 –2)可以分为 2 个区域,即左侧为筛选区和右侧题录显示区。左侧筛选区可以精确到不同的年份(Years)、不同的文献类型(Article type)、不同的出版物(Publication title)、不同的文献内容类型等。

检索结果默认按照相关度(Relevance)由高到低排列,也可点击"Date"选择按日期排序。文章分为免费和付费两种,免费提供的文献,在文章题名下方有 Open Access(开放存取的文章)的标记;如果是付费的,每条检索题录下面会有 PDF 图标有 Purchase PDF 标记,并且会一般标明购买全文所需金额。点击题录的标题即可进入该篇文献信息界面,在这个界面右侧有搜寻相关文件按钮,通过搜寻相关文件按钮可检索到与该文内容类似的文章。

(2) 高级检索(Expanded Search)。在简单检索的界面或检索结果的界面中,点击右侧的"Ad-

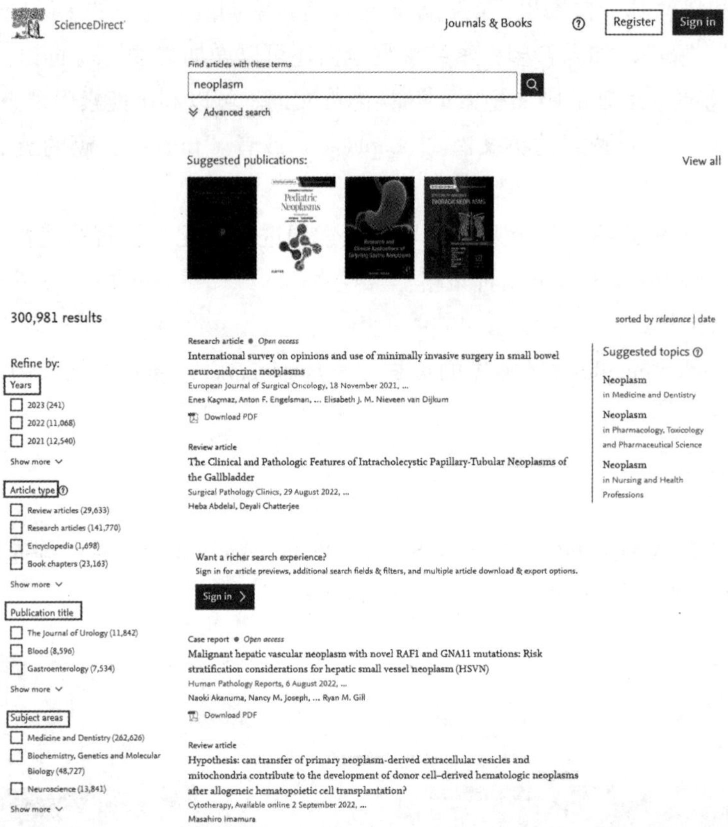

图 8 - 2 ScienceDirect 检索结果界面

vanced search" 即可进入高级检索界面。

　　高级检索中可以选择文献来源，系统默认为 All（即包括后面所有选项），用户可以根据需要可选择后面的 Journal（期刊）、Bookstore（书店）、Reference works（参考文献）。高级检索支持多个检索内容的匹配检索，增加了"Affiliation（单位）""ISSN（国际标准刊号）""ISBN（国际标准书号）""References（参考文献）""Source Title（正文检索）"等检索字段外，还增加了学科分类、文章类型、时间等限定条件，可进行更精确的检索。

　　另外还有 Expert Search（专业检索），用户可以根据需要自行编写检索策略。

　　同 PubMed 一样，在 ScienceDirect 中同样支持用布尔逻辑算符检索、截词符（＊）检索、精确检索（检索上加上双引号）等。如果检索词之间没有添加逻辑符号，则系统默认各检索词之间的逻辑算符为"AND"。除此以外，还支持一些其他检索功能，例如 ADJ（类似词组检索）表示两词前后顺序固定；NEAR，或 NEAR（n），表示两词间可插入少于或等于 n 个单词，且前后顺序任意，系统默认值为 10；同音词检索：用 [ ] 括住检索词，可检索到同音词；拼写词 TYPO [ ]：可进行同一词义不同拼写的检索，例：TYPO [fibre]，还可找出 fiber。

　　（3）期刊检索　除了简单检索和高级检索外，用户还可以通过点击 Journal 获取期刊信息。ScienceDirect 系统提供期刊首字母顺序（Alphabetical List of Journals）导航浏览并选择需要的刊名。

　　选中刊名后，单击刊名，进入该刊所有卷期的列表，进而逐期浏览。单击目次页页面右侧的期刊封面图标，可连接到 Elsevier Science 出版公司网站上该期刊的主页。在期刊索引页或期刊浏览页上方设有一个检索区，可进行快速检索。用户可在左侧检索框中输入检索词，再利用右侧下拉菜单选择检索字段。检索字段包括："All Fields（所有字段）""Citation & Abstract（题录和文摘）""Author Name（作者)""Article Title（文章标题）""Abstract（文摘）"等。在期刊浏览页上方的检索区中，还可利用另一下拉菜单选择"All of Electronic Journals（所有电子期刊）""Just This Category（某一学科分类）"或"Just This Journal（某种期刊）"检索字段，进行期刊种类的限定。检索策略确定后，点击"Search"按钮，进行检索。

3. 保存方法

（1）检索结果题录的保存　点击需要保存的期刊或论文的题录前的小框，而后再单击"Export"按钮，弹出选择菜单，可选择输出格式和内容（题录或摘要），然后进行相关操作即可。

（2）全文下载保存　在检索页面检索题录下方有"PDF"按钮，单击即可打开全文浏览，再在 PDF 文档中选择文档保存、打印等。浏览 PDF 全文，必须先安装 Adobe Acrobat Reader 专用阅读软件。该软件免费，可在 Adobe 公司的网站下载。

任务二　利用 Springer 检索"肿瘤"相关文献

一、任务描述

在"知识准备"环节，我们已经介绍了 SpringerLink 数据库的相关内容。本任务要求单价通过 SpringerLink 数据库的简单检索、高级检索及期刊检索功能进行检索，并学会对检索结果进行处理的方法。

二、操作步骤

1. 登陆方式　直接输入网址 http：//link. springer. com，或者在百度等通用型搜索引擎中直接输入 SpringerLink 数据库进行搜索，再点击进入 springerlink 数据库即可主页（图 8 - 3）。

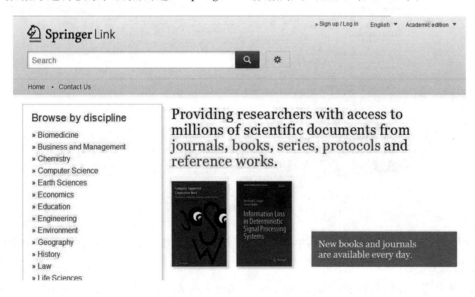

图 8 - 3　Springer 主页

2. 检索方法

（1）简单检索　简单检索就在 SpringerLink 的主页上，进入主页即进入了简单检索界面。直接在检索框中输入单个或多个检索词即可进行检索，多个检索词之间是默认逻辑"与"的关系。

（2）高级检索　在简单检索框后面有齿轮状的选择按钮（open search options），点击后选择 Advanced Search 即可进入高级检索页面（图 8 -4）。高级检索界面中有 6 个检索框，分别介绍如下。

1）With all of the words　代表命中前面检索框中的所有检索词的文献方可被检出，功能实际等同于逻辑检索中的 AND。

2）With at least one of the words　代表命中前面检索框中的任何一个检索词的文献即可被检出，功能实际等同于逻辑检索中的 OR。

3）Without the words　代表前面检索框中的任何一个检索词均不被命中的文献即可被检出，功能实际等同于逻辑检索中的 not。

4）With the exact phrase　代表短语精确检索，检索结果需要完全匹配检索框的检索词语的文献方可被检出。

5）Where the title contains　代表标题检索字段。

6）Where the author/editor is　代表作者检索字段。

用户根据需要在对应的字段内输入检索词，点击检索按钮或者回车键即可开始检索。

另外下方还可输入时间限制查询内容的年限。

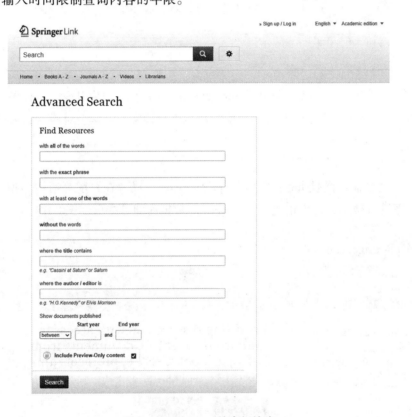

图 8 - 4　Springer 的高级检索

（3）期刊检索　在 SpringerLink 主页左侧提供有学科分类（Browse by discipline）浏览检索，用户可以根据需要进行选择。

3. 检索结果处理　在简单检索的检索框输入"infant nursing"，即可进入 SpringerLink 检索结果显示界面（图 8 - 5），这一页显示符合检索条件的文献清单。同其他数据检索结果界面一样，左侧显示了分类筛选项目，例如内容类型、学科分类、语种等；中间部分显示命中的文献的题录，包括文献的简要信息。检出题录的右侧显示有"Open Access"，则说明该篇文献可以免费获取全文，有两种文件格式。

（1）点击"Download PDF"打开 PDF 格式的全文。浏览 PDF 全文，必须先安装 Adobe Acrobat Reader 专用阅读软件。该软件免费，可在 Adobe 公司的网站下载。用 Acrobat Reader 提供的功能可以对 PDF 文件进行各种操作，如查找文字、复制文字、存盘、打印等。

（2）点击"View Article"可以打开 HTML 格式的全文，提供的功能与一般超文本网页页面相同，操作简单。

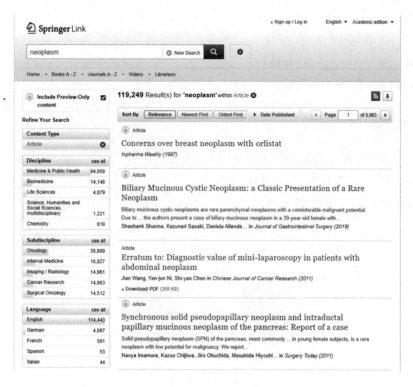

图 8 - 5　Springer 检索结果界面

目标检测

答案解析

一、选择题

（一）单选题

1. PubMed 的检索字段中，author – First 是什么意思（　　）

　　A. 第一作者　　　　　　B. 作者　　　　　　　C. 通讯作者　　　　　　D. 末位作者

2. PubMed 的检索字段中，Issue 是什么意思（　　）

　　A. 主题词　　　　　　　B. 期刊　　　　　　　C. 期刊期号　　　　　　D. 期刊卷号

3. 在 PubMed 中检索 Cancer 的主题词是（　　）

　　A. Cancer　　　　　　　B. omA　　　　　　　C. neoplasms　　　　　　D. Tumor

4. 在 PubMed 中检索龋齿的主题词应该是（　　）

　　A. dental caries　　　　B. decayed tooth　　　C. tooth decay　　　　D. caries tooth

5. 在 PubMed 中检索 Cardio – oncology 是哪个国家出版的（　　）

　　A. 美国　　　　　　　　B. 英国　　　　　　　C. 德国　　　　　　　　D. 法国

6. 在 PubMed 中检索《柳叶刀》是哪个国家出版的（　　）

　　A. 美国　　　　　　　　B. 德国　　　　　　　C. 英国　　　　　　　　D. 法国

7. 在 PubMed 中检索 New England journal of medicine 杂志创刊时间是（　　）

　　A. 1980　　　　　　　　B. 1880　　　　　　　C. 1890　　　　　　　　D. 1988

8. 在 PubMed 中检索 Emergency Cancer Care 杂志的语种是（ ）

A. 英语 　　　　　 B. 法语 　　　　　 C. 西班牙语 　　　　 D. 中文

（二）多选题

9. 以下哪些是外文数据库（ ）

A. PubMed 　　　　 B. CNKI 　　　　 C. ScienceDirect 　　　 D. Springer

10. PubMed 的检索字段中，作者检索字段有（ ）

A. 第一作者 　　　 B. 作者 　　　　 C. 通讯作者 　　　 D. 末尾作者

二、思考题

1. 利用 pubmed 等常见外文数据库检索 2012 年至今关于"抗病毒药物"的文献 1 篇，请写出中文题名、作者、期刊名称、出版时间、页码范围。

2. 利用 pubmed 等常见外文数据库查找关于"盐摄入对高血压的影响"的文献，请写出英文检索式。

书网融合……

本章小结　　　　　题库

模块四　其他文献检索

PPT

◉ 学习目标

通过本章学习，重点掌握专利、标准文献、医学会议文献、学位论文、引文的检索方法。熟悉专利、医学会议文献及学位论文的类型；标准文献、会议、学位论文、引文的常见检索数据库。

学会根据研究和使用需要，选择合适的检索途径和检索式进行检索，以及检索结果的处理。具备将检索的相关文献应用于论文写作、课题研究及解决实际工作的能力。

项目九　专利文献检索

知识准备

一、专利概述

专利（Patent）包括三种含义：专利权，即国家专利管理部门依法授予专利申请人独占实施其发明创造的权利；专利文献；获得专利权的发明创造，一般包括发明专利、实用新型专利和外观设计专利三种。

1. 发明专利　指对产品、方法或者其改进所提出的新的技术方案，如"促肝细胞生成素""稳定的血红蛋白的制备方法""一种治疗慢性湿疹的药物及其制造方法"等。

2. 实用新型专利　指对产品的形状、构造或者其结合所提出的适于实用的新的技术方案，如"医用冷敷袋""多功能脊柱牵引器"等。

3. 外观设计专利　指对产品的形状、图案或者其结合以及色彩与形状、图案的结合所作出的富有美感并适于工业应用的新设计，如"包装盒《冬虫夏草》"。

二、专利文献

专利文献是指实行专利制度的国家及国际性专利组织在审批专利过程中产生的官方文件及其出版物的总称，通常包括专利说明书、专利公报、专利索引、专利题录、专利文摘、专利分类表、申请专利时提交的各种文件（如请求书、权利要求书、有关证书等）以及与专利有关的法律文件和诉讼资料等。我们一般说的专利文献指专利说明书，它主要包括扉页、权利要求书、说明书和附图等部分。专利文献检索就是检索专利说明书。

1. 扉页 是向人们提供有关该说明书所载发明创造的技术、法律等方面的情报特征（图9-1）。

(19)中华人民共和国国家知识产权局

(12)**发明专利申请**

(10)申请公布号 CN 103239557 A
(43)申请公布日 2013.08.14

(21)申请号 201310202224.6

(22)申请日 2013.05.28

(71)申请人 重庆三峡医药高等专科学校
地址 404000 重庆市万州区百安坝天星路
366号

(72)发明人 易东阳 李勇华 余甘霖

(74)专利代理机构 重庆创新专利商标代理有限
公司 50125
代理人 张利

(51)Int.CI.
A61K 36/804(2006.01)
A61P 17/00(2006.01)
A61P 17/04(2006.01)

图9-1 专利扉页

2. 权利要求书 提供了该专利申请或专利保护的技术特征范围，是确定专利权范围及判定是否侵权的依据（图9-2）。

3. 说明书正文 对申请专利的发明创造做出清楚说明的文件，包括发明创造的名称、所属技术领域、已有技术水平、目的、技术方案、与背景技术相比所具有的效果、附图说明、最佳实施方案等（图9-3）。

CN 103239557 A　　**权 利 要 求 书**　　1/1页

1. 一种治疗慢性湿疹的药物，其特征在于：它是由有效成分和辅料组成，其中制成药物的原料及重量配比为：
红活麻15～30、露蜂房18～25、苦参5～15、白藓藜5～15、蛇床子5～15、生地5～15、赤芍5～15、牡丹皮5～15、白鲜皮5～15、枯矾5～20。
2. 如权利要求1所述的一种治疗慢性湿疹的药物，其特征在于：其制成药物的原料及重量配比为由如下重量份数的原料药组合制成：
红活麻15～25、露蜂房18～20、苦参5～10、白藓藜5～10、蛇床子5～10、生地5～10、赤芍5～10、牡丹皮5～10、白鲜皮5～10、枯矾5～15。
3. 如权利要求1所述的一种治疗慢性湿疹的药物，其特征在于：其制成药物的原料及重量配比为如下重量份数的原料药组合制成：
红活麻20、露蜂房20、苦参10、白藓藜10、蛇床子10、生地10、赤芍10、牡丹皮10、白鲜皮10、枯矾10。
4. 权利要求1、2或3所述的一种治疗慢性湿疹的药物，其制造方法为：
（1）制浓缩液：按重量配比称量好红活麻、露蜂房、白藓藜、蛇床子、生地、赤芍、牡丹皮、白鲜皮，加总药量5～10倍重量的水，浸泡0.25～1小时，煎煮2～4次，每次30～120min，将提取药液合并，过滤，浓缩至体积为原药材质量的1.5～2.5倍，备用；
（2）取按重量配比称量好的苦参，粉碎，过80～100目筛，灭菌，备用；
（3）称取（1）步骤的浓缩液重量的1～3%的淀粉，冲浆，备用；
（4）制混合液：将淀粉浆与苦参粉末混匀，加入步骤（1）所得的浓缩液中，搅拌均匀，备用；
（5）制灭菌液：将按重量配比称量好的枯矾加入步骤（4）所得的混合液，灭菌，备用；
（6）量取步骤（5）所得的灭菌液，于灭菌环境中灌装，即得。
5. 如权利要求4所述的一种治疗慢性湿疹的药物，其制造方法为：
（1）制浓缩液：按重量配比称量好红活麻、露蜂房、白藓藜、蛇床子、生地、赤芍、牡丹皮、白鲜皮，加总药量10倍重量的水，浸泡1小时，煎煮3次，每次90min，将提取药液合并，过滤，浓缩至体积为原药材质量的1.5～2倍，备用；
（2）取按重量配比称量好的苦参，粉碎，过80目筛，灭菌，备用；
（3）称取（1）步骤的浓缩液重量的2%的淀粉，冲浆，备用；
（4）制混合液：将淀粉浆与苦参粉末混匀，加入步骤（1）所得的浓缩液中，搅拌均匀，备用；
（5）制灭菌液：将按重量配比称量好的枯矾加入步骤（4）所得的混合液，灭菌，备用；
（6）量取步骤（5）所得的灭菌液，于灭菌环境中灌装，即得。

图9-2 专利要求书

CN 103239557 A　　**说 明 书**　　1/4页

一种治疗慢性湿疹的药物及其制造方法

技术领域

[0001] 本发明涉及一种药物，尤其涉及一种治疗慢性湿疹的药物及其制造方法。

背景技术

[0002] 1. 慢性湿疹发病率在发达国家可高达10%～20%。中国医学科学院皮肤病研究所对我国7岁至20岁青少年人群的慢性湿疹发病率进行的调查显示，总患病率高达0.69%，我国目前约有超过230万青少年受到慢性湿疹的困扰。随着中国工业化和现代化进程加快，可以预见未来慢性湿疹作为一种现代病在中国的发病率将显著增加。

[0003] 2. 当前慢性湿疹西医治疗主要依赖于4种类别的药物，分别是皮质激素、免疫抑制剂、抗组胺剂和保湿润肤剂。西药治疗湿疹疗效较好，但在治疗慢性湿疹时存在治疗不彻底、易复发、副作用大等缺点。

发明内容

[0004] 本发明的目的在于提供一种具有标本兼治、疗效快、效果好、复发率低、副作用少、原料广、成本低，临床广泛运用的治疗慢性湿疹的药物及其制造方法。
一种治疗慢性湿疹的药物，它是由有效成分和辅料组成，其中制成药物的原料及重量配比为：
红活麻15～30、露蜂房18～25、苦参5～15、白藓藜5～15、蛇床子5～15、生地5～15、赤芍5～15、牡丹皮5～15、白鲜皮5～15、枯矾5～20。

[0005] 其优选配方为：其制成药物的原料及重量配比为由如下重量份数的原料药组合制成：
红活麻15～25、露蜂房18～20、苦参5～10、白藓藜5～10、蛇床子5～10、生地5～10、赤芍5～10、牡丹皮5～10、白鲜皮5～10、枯矾5～15。

[0006] 其优选配方为：其制成药物的原料及重量配比为由如下重量份数的原料药组合制成：
红活麻20、露蜂房20、苦参10、白藓藜10、蛇床子10、生地10、赤芍10、牡丹皮10、白鲜皮10、枯矾10。

[0007] 一种治疗慢性湿疹的药物，其制造方法为：
（1）制浓缩液：按重量配比称量好红活麻、露蜂房、白藓藜、蛇床子、生地、赤芍、牡丹皮、白鲜皮，加总药量5～10倍重量的水，浸泡0.25～1小时，煎煮2～4次，每次30～120min，将提取药液合并，过滤，浓缩至体积为原药材质量的1.5～2.5倍，备用；
（2）取按重量配比称量好的苦参，粉碎，过80～100目筛，灭菌，备用；
（3）称取（1）步骤的浓缩液重量的1～3%的淀粉，冲浆，备用；
（4）制混合液：将淀粉浆与苦参粉末混匀，加入步骤（1）所得的浓缩液中，搅拌均匀，备用；
（5）制灭菌液：将按重量配比称量好的枯矾加入步骤（4）所得的混合液，灭菌，备用；

3

图9-3 专利说明书

4. 附图　适用于补充说明书文字部分的文件，有些国家把附图看成是专利申请文件中一个独立部分。在中国，附图属于说明书的一部分。

三、专利文献分类法

专利文献一般根据特定的专利分类法管理，常用的分类有《国际专利分类法》（International Patent Classification，IPC），以及各个国家制定的专利分类法。《国际专利分类表》按照技术主题设立类目，将专利文献分为五个不同的等级，即部（Section）、大类（Class）、小类（Subclass）、大组（Group）、小组（Subgroup），逐级分类形成一个完整的等级分类体系。按技术领域专利文献分为八个部，分别以A—H字母表示。A部：人类生活必需；B部：作业运输；C部：化学；冶金；D部：纺织；造纸；E部：固定建筑物；F部：机械工程；照明；采暖；武器；爆破；G部：物理（控制、计算、信息存储等）；H部：电学。医药卫生专利主要属于A61和C07类。以专利公开号为CN100534498C、题目为"用于慢性萎缩性胃炎的药物组合物及其制备方法"的专利IPC号为例，该专利IPC分类号为A61P1/04，其含义是：

A部：名称为"人类生活必需"；

A61（大类号）：类名为"医学或兽医学卫生学"；

A61P（小类号）：类名为"化合物或药物制剂的治疗活性"；

A61P1/00（大组号）：组名为"治疗消化道或消化系统疾病的药物"；

A61P1/04（小组号）：组名为"治疗溃疡、胃炎或回流性食管炎的药物"。

由于大多数专利涉及多个领域，因此一项专利可能具有多个IPC分类号，如上述专利的其他分类号是A61K36/8984，代表"人类生活必需"部类中"医学或兽医学卫生学"大类里"剔医用、牙科用或梳妆用的配制品"小类、"含有来自藻类、苔藓、真菌或植物或其派生物，例如传统草药的未确定结构的药物制剂"大组、"兰科"小组"石斛属"。通过专利文献分类可以获得该专利族的相关专利资料，是对某一个技术领域进行现有技术水平调研的基础，以便对各个技术领域的技术发展状况做出评价。

四、专利文献检索

专利检索包括国内专利文献检索和国外专利文献检索。这里仅介绍几种常见的国内专利文献检索的网站和数据库。

（一）中国国家知识产权局专利检索及分析系统

中国国家知识产权局（CNIPA）负责知识产权保护、专利审核与管理、知识产权发展规划以及相关法律法规建设等工作，通过该局提供的"专利检索与分析系统"（http：//www.cnipa.gov.cn/）可检索该局收集的105个国家、地区和组织的专利数据，其中收录了1985年以来该局公布的专利文献。提供了常规检索、高级检索、申请人分析、技术领域分析等13种检索分析方式，同族查询、引证查询等8种辅助工具。同时系统面向社会公众提供了9种语言版本的专利检索与分析功能。检索应用功能优化，专利分析模型丰富，检索便利（图9-4）。

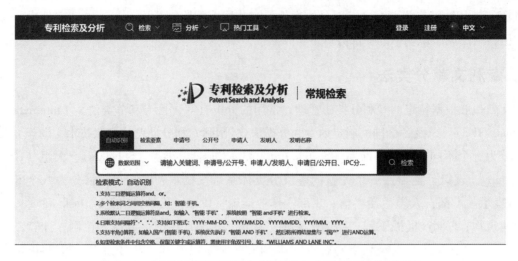

图 9-4 中国国家知识产权局（CNIPA）专利检索及分析系统

（二）其他

其他专利数据库包括"专利之星"检索系统（http：//www. cnpat. com. cn）；国家科技图书文献中心（http：//www. nstl. gov. cn）；万方数据提供的专利数据库（http：//www. wanfangdata. com. cn）；上海市知识产权专利检索分析平台（http：//www. shanghaiip. cn）；中国知网专利库（https：//kns. cnki. net/kns8？ dbcode = SCOD）。

任务　利用 CNKI 专利数据库检索有关"缓释微囊"专利文献

一、任务描述

简单（常规）检索的应用。利用中国知网专利数据库中，查询"缓释囊微"的相关专利信息。

二、操作步骤

1. 在百度检索框中输入"中国知网"，进入知网首页，如图 9-5 所示。

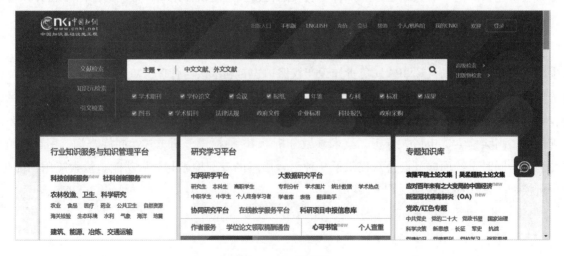

图 9-5　知网首页

2. 选择检索文献类型（专利文献），进入专利检索界面（图9-6）。

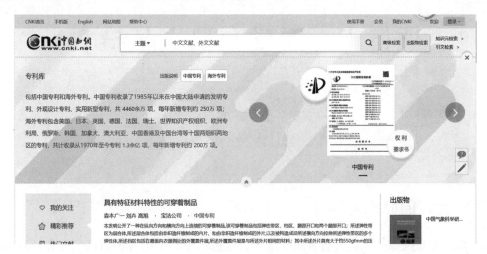

图9-6 专利检索界面

3. 在检索框中输入"缓释微囊"点击检索，检索结果如图9-7所示。

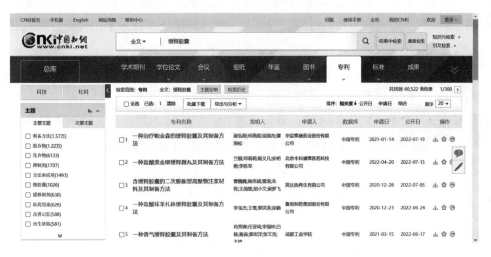

图9-7 专利检索结果

素质提升

我国有效发明专利实现量质齐升

国家知识产权局提供的数据显示，截至2022年9月，我国国内（不含港澳台）发明专利有效量达315.4万件。战略性新兴产业有效发明专利占国内总量的比重超过三成。维持年限超过10年的发明专利有效量达到39.5万件，所占比重达到13%。这些是我国强化知识产权保护和运用，扎实推进知识产权强国建设取得的丰硕成果。310多万件国内有效发明专利传递出什么信息？

有效发明专利数量的增长，背靠的是强大的研发实力和创新能力。有效发明专利数量的增长，有赖于知识产权保护工作的护航。有效发明专利数量的增长，同样得益于知识产权审查质量效率的提高。310多万件国内有效发明专利见证了我国知识产权创造、保护、运用等"全链条"的跃升，也为观察我国知识产权事业发展提供了一个有价值的视角。

项目十　医学会议文献检索

知识准备

一、医学会议的概念与特点

1. 概念　医学会议文献指国内外各种医学学术会议过程中产生的各种信息的总和，除学术期刊外，会议文献是获取最新学术信息的重要来源。

2. 特点　由于医学学术会议召开的目的是让医药卫生工作者交流经验、报告新发现和研究新问题，且高水平、高层次的医学会议都可能有著名的专家讲座、学术论文报告、小组交流等丰富的内容，因此会议文献具有内容新颖、专业性和针对性强、数量多、形式多样、发行分散、传递信息迅速等特点。

二、医学会议的类型

按照会议进程，可将会议文献分为会前文献、会间文献和会后文献。

1. 会前文献　会议召开前产生的文献，有会议通知、会议论文预印本、论文摘要等，往往会在会前或会议开始时发给会员。其中会议通知是参加学术会议和准备为会议提供论文必须查找的信息。

2. 会间文献　会议过程中产生的文献，包括议程、开幕词、闭幕词、会议记录、会议决议等。其中会议决议是会中重要材料，有的会后立即发表，有的不公开出版。

3. 会后文献　会议结束后，集结成册的会议录、论文集、会刊等。内容比较完整，编排比较系统。有可能不公开出版。

三、医学会议类网站、专业协会网站资源

1. 中国学术会议在线网站　"中国学术会议在线"是经教育部批准，由教育部科技发展中心主办，面向广大科技人员的科学研究与学术交流信息服务平台。平台利用现代信息技术手段，将分阶段实施学术会议网上预报及在线服务、学术会议交互式直播/多路广播和会议资料点播三大功能。具有学术会议信息预报、会议分类搜索、会议在线报名、会议论文征集、会议资料发布、会议视频点播、会议同步直播等功能。可对各学科会议关键字、学科、会议论文被国际检索工具收录情况及地区进行检索，也可直接在首页浏览最新发布和即将召开的境内境外会议。其网址为：https：//www. meeting. edu. cn/zh。

2. 365医学会议网　365医学会议网可按会议名称、专家、医院查询会议安排，或在网站首页上浏览近期会议通知信息。其网址为：http：//meetings. medive. cn。

3. EI学术会议在线　EI学术会议在线以优化科研创新环境、优化创新人才培养、净化当前会议环境、努力为广大科技人员科学研究和学术交流提供一个可信赖的信息服务平台为宗旨。作为全球领先的中文科学类网站，致力于全方位服务华人科学家、高等教育界及其广大海内外科研人才，以网络平台为基础构建起面向全球华人科学家的网络社区，促进科技创新、学术交流和强大的科研人才流动。其网址

为：http：//www. meetingonline. ac. cn/。

4. 其他医学专业学会、协会及专业门户、论坛类网站

（1）中华医学会网站　http：//www. cma. org. cn

（2）医学会议网　http：//www. yixuehuiyi. net/

（3）好医生会议　http：//conference. haoyisheng. com

（4）医脉通会议网　http：//meeting. medilive. cn/

5. 国外医学会议信息网站

（1）医生指南 – 会议资源中心　http：//www. docguide. com/crc. nsf/web – bySpec

（2）网医学会议预报　http：//www. medical. theconferencewebsite. com

（3）Medicon 医学会议预报　http：//www. medicon. com. au/mediconConference

（4）HON 会议信息　http：//debussy. hon. ch/cgi – bin/confevent

（5）MeetingsNet 医学会议　http：//meetingsnet. com/medicalmeetings

四、利用会议论文数据库检索会议信息

1. 中国知网国内外重要会议论文全文数据库　重点收录 1999 年以来，中国科协系统及国家二级以上的学会、协会，高校、科研院所，政府机关举办的重要会议以及在国内召开的国际会议上发表的文献，部分重点会议文献回溯至 1953 年，目前，已收录国内会议、国际会议论文集 4 万本，累计文献总量 350 余万篇。其网址为：http：//www. cnki. net/。

2. 万方会议论文数据库　万方会议论文数据库由中文全文数据库和西文全文数据库两部分构成，以国家级学会、协会、研究会组织、部委、高校召开的全国性学术会议论文为主，每年涉及近 3000 个重要的学术会议。其网址为：http：//www. wanfangdata. com. cn/。

3. NSTL 中文会议论文检索　国家科技图书文献中心（NSTL）提供的检索数据库，主要收录 1985 年以来我国国家级学会、协会、研究会，以及各省、部委等组织召开的全国性学术会议论文。其网址为：http：//www. nstl. gov. cn/NSTL/。

4. NSTL 外文会议论文检索　收录 1985 年至今世界各主要学会、协会、出版机构出版的学术会议，目前有会议论文 730 余万篇，可检索字段与中文会议相同。

5. Web of Science　汤森路透公司的统一检索平台 Web of Science（原 ISI Web of Knowledge）提供了 Web of Science 核心合集数据库检索，其中包含 Science Citation Index Expanded（SCIE）、Conference Proceedings Citation Index – Science（CPCI – SSH）等数据库。医学会议论文主要收集在 CPCI – S 中。CP-CI – S 前身是 Index to Scientific &Technical Proceedings（简称 ISTP，科学技术会议录索引），是美国 ISI（科学情报研究所）四大检索工具之一，是检索国外会议论文的重要工具，为有偿使用。

6. 其他常用国外医学会议论文数据库　OCLC PapersFirst（1993 – ）国际学术会议论文索引，为 OCLC Firssearch 中的一个子库，可以检索到"大英图书馆资料提供中心"收藏的 650 多万篇世界各地学术会议的会议论文。每两周更新一次。

CSA – Conference Proceedings、PapersFirst，都是 OCLC FirstSearch 中的子库。Proceedings 可以检索"大英图书馆资料提供中心（BLDSC）"收藏的会议录，每周更新 2 次。PapersFirst 是国际学术会议论文索引库，包括大英图书馆资料提供中心（BLDSC）的会议录中所收集的自 1993 年 10 月以来在世界各地的学术会议，包括代表大会、专题讨论会、博览会、座谈会以及其他会议上发表的论文，可通过馆际互借获取全文，每半月更新一次。

另外，如 BIOSIS Preview（BP）、INSPEC、EI、SciFinder Scholar（CA）等涉及生物、科技、工程、化学化工等领域的文摘型数据库中也有专业性会议文献信息，且部分做有全文链接，所以通过这些数据库可以直接获得部分会议文献全文。

任务　利用"万方数据知识服务平台"检索学术会议信息

一、任务描述

利用"万方数据知识服务平台"检索有关"糖尿病"的学术会议信息。

二、任务步骤

1. 打开"万方数据知识服务平台"，点击"会议"按钮（图10－1）。

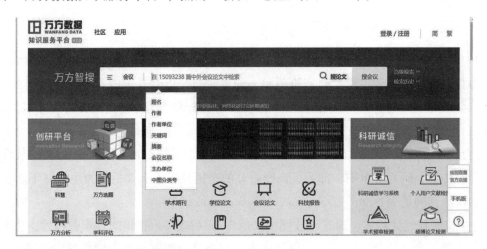

图10－1　万方平台会议检索界面

2. 在"题名"输入框中输入"糖尿病"，点击"搜会议"按钮，得到检索页面（图10－2）。

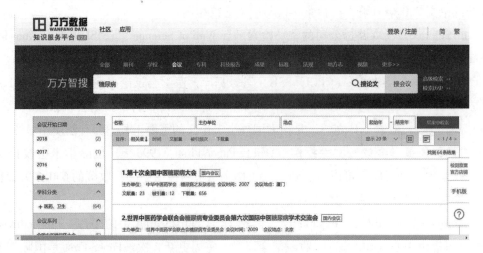

图10－2　检索结果界面

项目十一　学位论文检索

知识准备

一、学位论文概述

学位论文是表明作者从事科学研究取得创造性的结果或有了新的见解，并以此为内容撰写而成、作为提出申请授予相应学位时评审用的学术论文。学位论文具有以下特点。

1. 内容的独创性与科学性　学位论文也是学术论文的一种，在内容上具有独创性和科学性。

2. 论述的系统性和详尽性　学位论文的系统性与图书不同，图书一般是围绕某个大问题进行系统论述，而学位论文则是围绕某个具体问题；同时由于其篇幅远远大于期刊论文，因此对研究的背景、材料与方法，以及结果与讨论都有详细的阐述。

3. 结构的固定性　学位论文结构比较固定，大部分包含封面、独创性声明、目录、中英文摘要、论文正文、参考文献及致谢。

4. 出版的多样性　学位论文一般不公开出版，以前部分学位授予单位的图书馆对纸质学位论文进行收藏、加工和利用，因此利用比较困难。随着各类数据库建设，学位论文大部分在网络上出版发布，不过仍有部分处于保密的目的不公开。

5. 论据的充足性　学位论文往往引用大量参考文献作为论述的依据，在提供信息的同时也有助于提供文献线索，帮助查找相关文献。同时它的参考文献多、全面，有助于对相关文献进行追踪检索。

二、学位论文的类型

1. 按学位分　我国的学位论文分为学士论文、硕士论文、博士论文三种。

2. 按研究方法分　学位论文可分为理论型、实验型、描述型三类，理论型论文运用的研究方法是理论证明、理论分析、数学推理，用这些研究方法获得科研成果；实验型论文运用实验方法，进行实验研究获得科研成果；描述型论文运用描述、比较、说明方法，对新发现的事物或现象进行研究而获得科研成果。

3. 按研究领域分　学位论文可分人文科学学术论文、自然科学学术论文与工程技术学术论文。

三、学位论文文献检索数据库

1. 万方数据（中国学位论文全文数据库）　万方数据"中国学位论文全文数据库（CDDB）"与国内 600 余所高校、科研院所等学位授予单位合作，精选全国重点学位授予单位的硕士、博士学位论文及博士后报告，收录了自 1980 年以来论文，部分回溯至 1977 年，每年增加约 30 万篇。内容涵盖理学、工业技术、人文科学、社会科学、医药卫生、农业科学、交通运输、航空航天和环境科学等各学科领域。其网址为：http：//suo. im/15iYtm。

2. CNKI（中国优秀博硕士学位论文全文数据库）　CNKI"中国优秀博硕士学位论文全文数据库

（CMFD）"是目前国内连续动态更新的学位论文全文数据库。目前，累积博硕士学位论文全文文献 300 万篇。包括全国 433 家培养单位的博士学位论文和 722 家硕士培养单位的优秀硕士学位论文。其网址为：http：//kns. cnki. net/KNS/。

3. NSTL 博硕士论文数据库 国家和科技图书文献中心（NSTL）提供中文学位论文和外文学位论文两个数据库，学科范围涉及自然科学各专业领域，并兼顾社会科学和人文科学，其中中文学位论文数据库主要收录了 1984 年至今我国高等院校、研究生院及研究院所发布的硕士、博士和博士后的论文。每年增加论文 6 万余篇，目前有学位论文 270 余万篇。外文学位论文数据库收录了美国 ProQuest 公司博硕士论文资料库中 2001 年以来的优秀博士论文，目前有学位论文 37 万余篇，有极少原文暂不能提供。其网址为：http：//www. nstl. gov. cn/。

4. CALIS 高校学位论文库 CALIS 高校学位论文数据库提供学位论文的文摘检索，全文需通过成员馆"文献传递"服务获取。收录包括北京大学、清华大学等全国著名大学在内的 83 个 CALIS 成员馆的硕士、博士学位论文，网站的学位论文中心服务系统提供中外文学位论文检索和获取，数据持续增长中。其网址为：http：//suo. im/1NjWKv。

5. 国外学位论文常用数据库

（1）ProQuest Dissertaions and Theses（PQDT）（1637 – ） PQDT 是美国 UMI 公司出版的博士论文文摘数据库，涵盖文、理、工、农、医等各个学科领域，收录欧美 1000 余所大学的 270 万篇学位论文记录，是目前世界上最大和最广泛使用的学位论文文摘索引库。

（2）FirstSearch—WorldCatDissertations WorldCat 硕博士论文数据库收集了 WorldCat 数据库中所有硕博士论文和以 OCLC 成员馆编目的论文为基础的出版物，涉及所有学科，涵盖所有主题。WorldCat 硕博士论文数据库最突出的特点是其资源均来自世界一流高校的图书馆，如美国的哈佛大学、耶鲁大学、斯坦福大学、麻省理工学院等等，主要来自欧美几千所大学，共有博硕士论文 800 多万条。从高级检索的"互联网资源"中，可获近 20% 约 100 多万篇全文。

（3）网上免费国外学位论文全文资源 主要有以下 4 种。

1）EBSCO 美国博士论文档案数据库 http：//search. ebscohost. com/

2）NDLTD 美国国家自然科学基金学位论文库 http：//www. ndltd. org/

3）ThesesCadana 加拿大学位论文 http：//www. collectionscanada. gc. ca/

4）Trove 澳大利亚国家图书馆学位论文 http：//trove. nla. gov. au/

任务 利用 CMFD 检索学位论文

一、任务描述

利用 CNKI—中国优秀博硕士学位论文全文数据库（CMFD）检索 2017 年"山东大学"授予学位，有关"糖尿病"方面的学位论文。

二、操作步骤

1. 打开"中国知网"首页，点击"学位论文"选项，进入知网"学位论文库"检索界面，点击高级检索（图 11 – 1，图 11 – 2）。

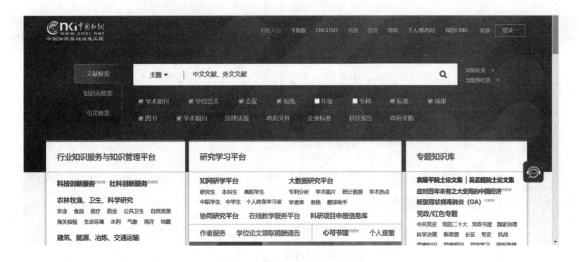

图 11 - 1 CNKI 首页

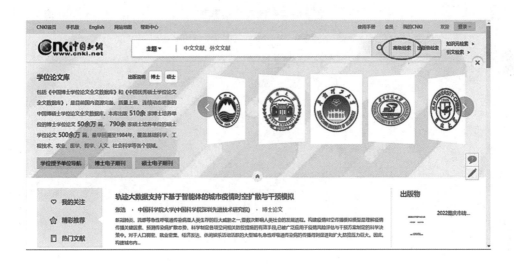

图 11 - 2 知网"学位论文库"检索界面

2. 在"主题"选项中输入"糖尿病",在"学位年度"选项中输入"2017—2017 年",在"学位授予单位"选项中输入"山东大学",点击"检索"按钮(图 11 - 3),即得到检索结果(图 11 - 4)。

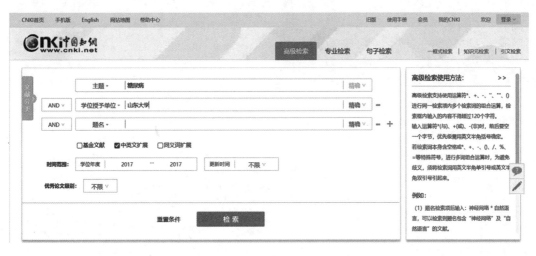

图 11 - 3 检索式输入

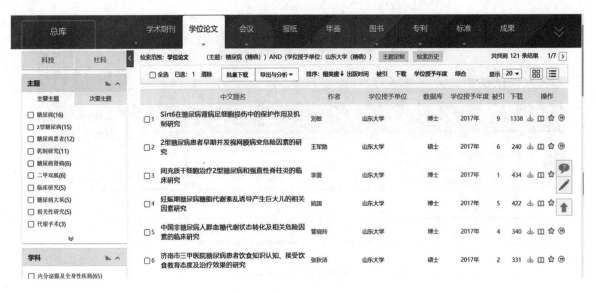

图 11 - 4　检索结果界面

项目十二　利用引文检索进行文献评价

知识准备

一、引文数据库概述

引文数据库，就是将各种参考文献的内容按照一定规则记录下来，集成为一个规范的数据集。通过这个数据库，可以建立著者、关键词、机构、文献名称等检索点，满足作者论著被引、专题文献被引、期刊、专著等文献被引、机构论著被引、个人、机构发表论文等情况的检索。常见的引文数据库有科学引文索引（SCI）（访问网址：http：//webofknowledge.com）、社会科学引文索引（SSCI）（访问网址：http：//www.webofknowledge.com）、中文社会科学引文索引（CSSCI）（访问网址：http：//cssci.nju.edu.cn/）、中国科学引文数据库（CSCD）（访问网址：http：//sciencechina.cn/）、中国引文数据库（CCD）（访问网址：http：//ref.cnki.net/）等。

《中国引文数据库》（Chinese Citation Database，CCD），是依据中国知网收录数据库（包括中国期刊全文数据库、中国博硕士学位论文全文数据库、国内外重要会议论文全文数据库）及部分未收录重要期刊的文后参考文献和文献注释为信息对象建立的、具有特殊检索功能的文献数据库，主要功能包括引文检索、检索结果分析、作者引证报告、数据导出、数据分析器及高被引排序等功能。该数据库通过揭示各种类型文献之间的相互引证关系，不仅可以为科学研究提供新的交流模式，而且可以作为一种有效的科研管理及统计分析工具。

二、检索操作界面介绍

1. 登录网址　从网址 www.cnki.net 进入中国知网主页，进入首页左侧"资源总库"栏目，在其页面右下方点击"中国引文数据库"（图 12 - 1）。

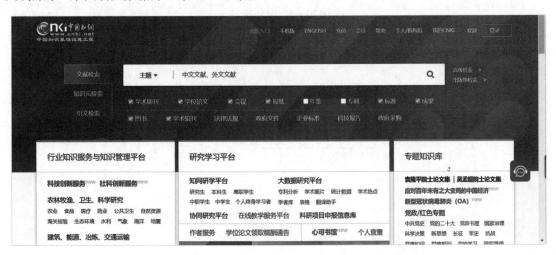

图 12 - 1　CNKI 首页

2. 高级检索 点击"高级检索"按钮，进入高级检索界面。高级检索提供被引题目、被引关键词、被引文献摘要、被引文献分类号、被引作者、被引第一作者、被引作者单位、被引文献来源（如被引刊名、被引会议录名称）、被引文献基金等9个检索途径和文献发表时间、被引时间2个时间范围设定。可在多个检索框中输入检索词，并选择字段之间的逻辑关系词（并含、或含、不含）（图12-2）。

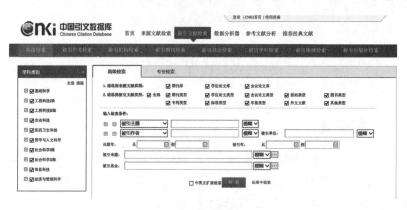

图12-2 高级检索

4. 专业检索 点击"专业检索"按钮，进入专业检索界面。专业检索即利用检索词、检索字段代码、逻辑关系符和优先符（即小括号）等构造检索式直接进行检索。专业检索适用于图书情报专业人员开展查新、信息分析等工作（图12-3）。

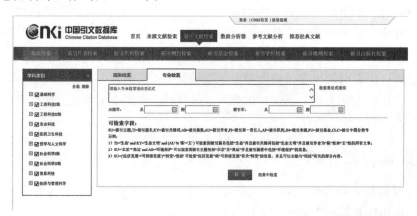

图12-3 专业检索

4. 结果处理 假设检索河北北方学院附属第一医院黄先涛，2014—2016年发表的论文（第一作者）被引用情况（图12-4）。

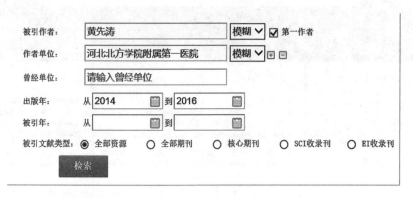

图12-4 输入检索条件

（1）检索结果分组　数据库可以按学科、发表年度、研究层次、基金、作者和机构对检索结果进行分组浏览。数据库默认按发表年度对检索结果进行分组，点击某个年份可查看该年份的结果（图12－5）。

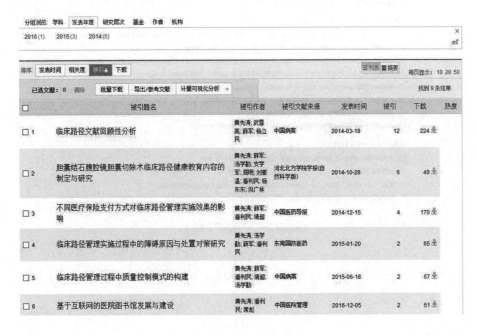

图12－5　检索结果

（2）检索结果排序　数据库提供按发表时间、相关度、被引次数或下载次数对检索结果进行排序，默认按被引次数进行排序。

（3）检索结果列表　检索结果列表包括多选框、记录顺序号、被引题名、被引作者、被引文献来源、发表时间、被引次数、被下载次数等信息。如点击"被引题名"的某文献和某文献"被引"的详细信息页面分别如下（图12－6，图12－7）。

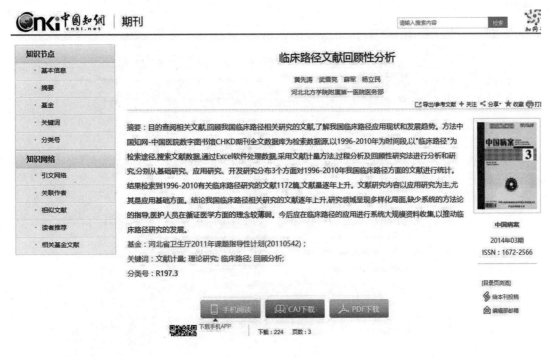

图12－6　被引文献

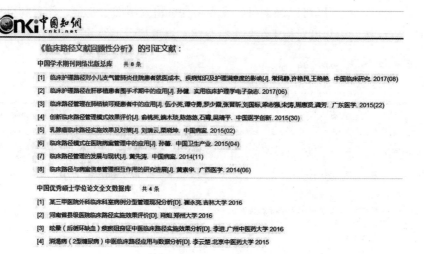

图 12 –7　引证文献

任务　利用中国引文数据库检索钟南山院士的文献被引情况

一、任务描述

通过"知识准备"环节的详细介绍，大家对 CNKI 的引文检索方法有了初步了解。本任务要求大家进行高级检索，了解检索的基本操作步骤。

二、操作步骤

1. 地址栏输入"www.cnki.net"，进入主页，进入首页左侧"引文检索"栏目，在点击其右侧"中国引文数据库"，然后点击"高级检索"按钮，进入高级检索界面（图 12 –8）。

图 12 –8　已发表论文的被引次数排名

2. 学科类别选择"医药卫生科技",在"被引第一作者"检索框中输入"钟南山",可同时限定被引题目、被引关键词、被引文献摘要、被引文献分类号、被引作者单位、被引文献来源、被引文献基金和文献发表时间、被引时间,点击"检索",获得检索结果。通过检索结果可以显示已发表论文的被引次数排名。

3. 找到"计量可视化分析",可点击"已选文献分析"对部分文献进行分析,包括指标分析、总体趋势分析、关系网络分析、分布分析(图 12 - 9 至图 12 - 13)。

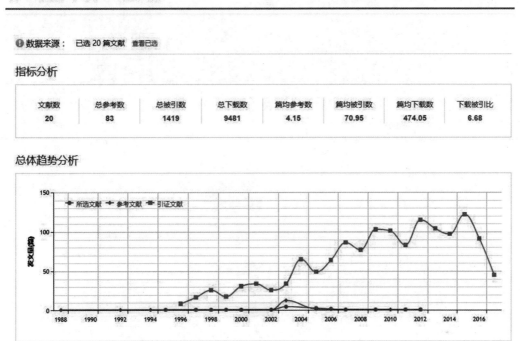

图 12 - 9 计量可视化分析

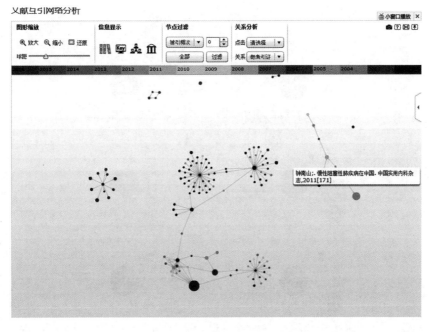

图 12 - 10 文献互引网络分析

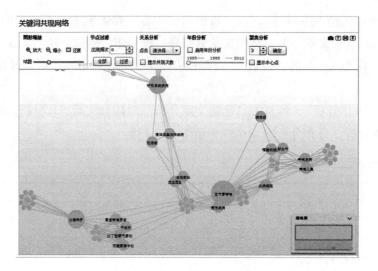

图 12－11　关键词共现网络

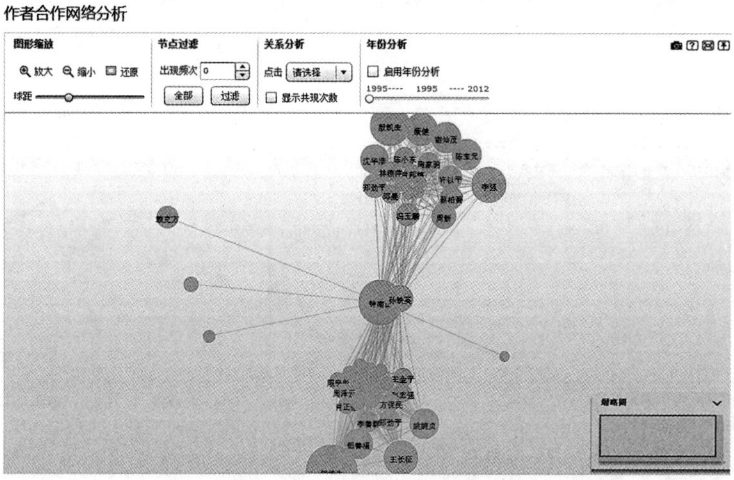

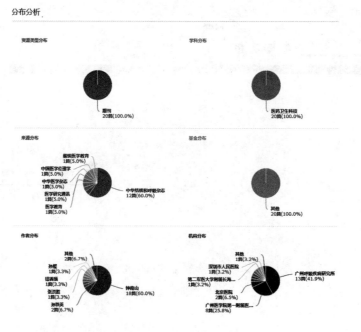

图 12－12　作者合作网络分析

图 12－13　分布分析

4. 找到"计量可视化分析",也可点击"全部检索结果分析"对所有检索文献进行分析,包括发表年限、基金、作者、机构、学科、被引年限、关键词等分布(图12-14至图12-20)。

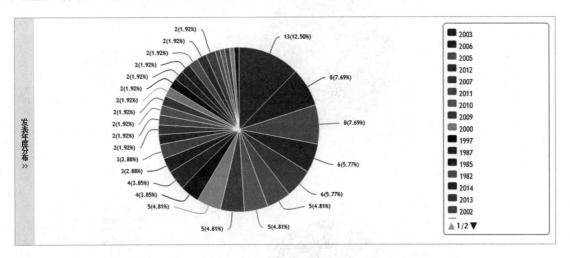

图12-14　发表年度分布

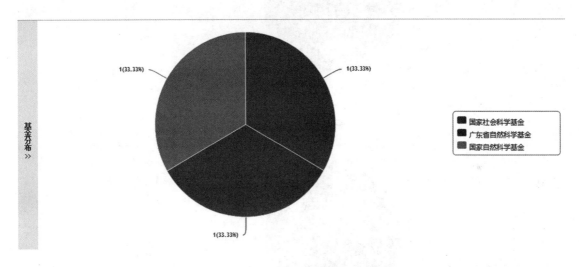

图12-15　基金分布

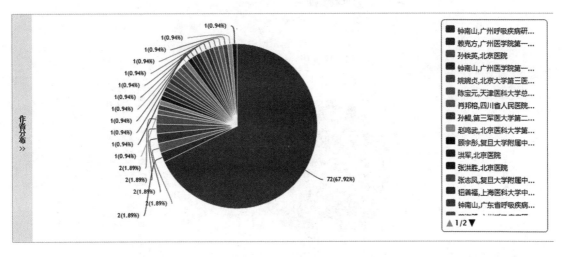

图12-16　作者分布

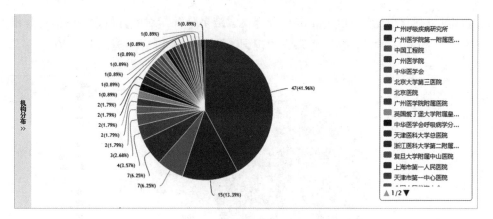

图 12－17　机构分布

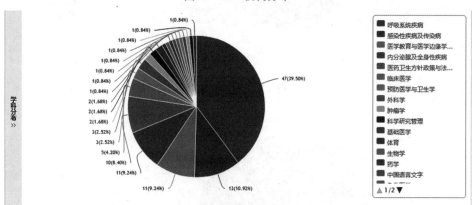

图 12－18　学科分布

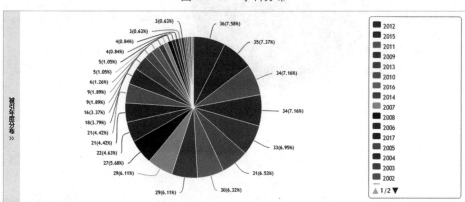

图 12－19　被引年度分布

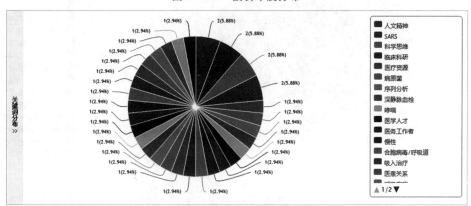

图 12－20　关键词分布

💡 **知识拓展**

标准文献

一、标准文献的概念

标准文献是指由技术标准、管理标准、经济标准及其他具有标准性质的类似文件所组成的一种特种文献。狭义指按规定程序制订，经公认权威机构（主管机关）批准的一整套在特定范围（领域）内必须执行的规格、规则、技术要求等规范性文献，简称标准。广义指与标准化工作有关的一切文献，包括标准形成过程中的各种档案、宣传推广标准的手册及其他出版物、揭示报道标准文献信息的目录、索引等。

二、标准文献的特征

标准一般有如下特点：①每个国家对于标准的制订和审批程序都有专门的规定，并有固定的代号，标准格式整齐划一。②它是从事生产、设计、管理、产品检验、商品流通、科学研究的共同依据，在一定条件下具有某种法律效力，有一定的约束力。③时效性强，它只以某时间阶段的科技发展水平为基础，具有一定的陈旧性。随着经济发展和科学技术水平的提高，标准不断地进行修订、补充、替代或废止。④一个标准一般只解决一个问题，文字准确简练。⑤不同种类和级别的标准在不同范围内贯彻执行。⑥标准文献具有其自身的检索系统。

一件完整的标准一般应该包括以下各项标识或陈述：①标准级别。②分类号，通常是《国际十进分类法》（UDC）类号和各国自编的标准文献分类法的类号。③标准号，一般由标准代号、序号、年代号组成。如 DIN－11911－79，其中 DIN 为联邦德国标准代号，11911 为序号，79 为年代号；GB1－73，其中 GB 是中国国家标准代号，1 为序码，73 为年代号。④标准名称。⑤标准提出单位。⑥审批单位。⑦批准年月。⑧实施日期。⑨具体内容项目。

三、标准文献的作用

（1）标准文献是一种重要的科技出版物，通过标准可以了解世界各国的经济政策、技术政策、生产水平、加工工艺水平、标准化水平、自然条件、资源情况等。

（2）在科研、工程设计、工业生产、企业管理、技术转让等方面，采用标准化的概念、术语、符号、公式、量值、频率等有助于克服技术交流的障碍。

（3）采用国内外先进的标准可改进产品质量，提高工艺水平和技术水平。

（4）采用标准可以规范工程质量的鉴定、产品的检验、以标准为依据控制产品指标、统一试验方法等。

（5）采用标准可以简化设计、缩短时间、节省人力、减少不必要的试验计算、减少成本、保证产品质量。

（6）采用标准可以使企业与生产机构经营管理活动统一化、制度化、科学化和文明化。

四、标准号

每份标准都有标准号，其一般形式为标准号＋顺序号＋制定（修订）年份。标准代号有三种

（1）国际标准代号，如 ISO 表示国际标准化组织标准代号。

（2）国家标准代号，如 GB 何 GB/T 分别表示强制性和推荐性国家标准的代号。

（3）行业标准代号，如 JY 和 TY 分别表示教育和体育行业标准的代号。

目标检测

答案解析

一、选择题

1. 下列属于会前文献的是（　）
    A. 议程　　　　　　　　　　　　B. 会议论文集
    C. 会议论文预印本　　　　　　　D. 会刊

2. 《中国知网》不包括下列哪项功能（　）
    A. 期刊检索　　　　　　　　　　B. 论文检索
    C. 会议论文检索　　　　　　　　D. 地方志检索

3. 学位论文的特点不包含（　）
    A. 独创性与科学性　　　　　　　B. 时效性
    C. 论据的充足性　　　　　　　　D. 系统性与详尽性

4. 学位论文不包括下列哪种（　）
    A. 学位论文　　　　　　　　　　B. 硕士论文
    C. 博士论文　　　　　　　　　　D. 博士后论文

5. NSTL 的全称是（　）
    A. 国家和科技图书文献中心
    B. 中国优秀博硕士学位论文全文数据库
    C. 中国学位论文全文数据库
    D. 中国知网

6. 《中国引文数据库》检索方式有（　）
    A. 一般检索、高级检索、专业检索
    B. 一般检索、高级检索、专业检索、一框式检索
    C. 高级检索、专业检索、一框式检索
    D. 一般检索、高级检索、一框式检索

7. 《中国引文数据库》专业检索的主要适用于（　）
    A. 大学生　　　　　　　　　　　B. 图书管理员
    C. 图书情报人员　　　　　　　　D. 高校教师

8. 《中国引文数据库》检索结果可按以下哪项对检索结果进行分组浏览（　）
    A. 学科、发表年度、研究层次、作者和机构
    B. 学科、研究层次、基金、作者和机构
    C. 学科、研究层次、基金、作者和机构
    D. 学科、发表年度、研究层次、基金、作者和机构

二、思考题

1. 举例说明怎样利用 CNKI 国内外重要会议论文全文数据库检索会议论文。

2. 举例说明怎样利用万方会议论文数据库检索会议论文。

3. 举例说明怎样利用万方《中国学位论文全文数据库（CDDB）》检索学位论文。

4. 举例说明怎样利用 CNKI《中国优秀博硕士学位论文全文数据库（CMFD）》检索学位论文。

5. 引文检索的主要作用。

6. 查找华北理工大学陶四海教授发表论文的引证报告。

书网融合……

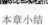
本章小结

题库